Toute la vérité sur le

vinaigre

L'auteur :
Toute petite, Héléna Motrin est fascinée par sa grand-mère qui se tartine d'épluchures de pêches. Héléna traverse une adolescence sans acné, avec rien d'autre que l'argile, l'huile de noisette et l'huile essentielle de tea-tree. Alors, c'est décidé, Héléna utilisera les plantes et les ingrédients naturels. Et elle pille ses placards et son frigo pour prendre soin d'elle-même. Par plaisir, par jeu et surtout parce que ça marche ! Elle vit en Auvergne.

Héléna Motrin

Toute la vérité sur le

vinaigre

Tournez
la page

éditions

SOMMAIRE

Introduction

POURQUOI LE VINAIGRE ?

Depuis 10 000 ans, les ménagères l'utilisent de la cuisine au salon en passant par la salle de bain et le jardin... Mais le vinaigre est-il réellement l'arme ultime contre tous les maux domestiques comme il est si souvent écrit sur Internet ? Je pourrais dire oui, parce que j'utilise moi-même vinaigre et bicarbonate pour l'entretien ménager depuis des lustres... Mais est-ce que je fais bon usage du vinaigre ? Est-ce que toutes les occasions de l'utiliser sont les bonnes ? Économique et écologique, il semble en effet avoir tout bon. Pourtant, si on prenait le temps de tester ça ? Histoire de séparer mythes et réalités ? Parce que quand même, fut un temps, il faut savoir qu'on passait les pièces de la maison au vinaigre pour qu'aucune âme tourmentée ne puisse s'y établir... Alors, dans le vinaigre, il y a sans doute à boire et à manger ! Cet ouvrage a donc pour but de faire toute la vérité sur cet ingrédient miracle, en dénonçant sans indulgence les soi-disant trucs colportés d'un livre ou d'un site Internet à l'autre et en mettant en lumière les astuces qui marchent vraiment.

Vous rencontrez un problème et vous vous demandez si le vinaigre pourrait le résoudre, là, tout de suite ? N'hésitez pas à aller consulter l'index en fin d'ouvrage, vous trouverez sans aucun doute très rapidement la réponse à la question que vous vous posez !

QUEL VINAIGRE CHOISIR ?

Alors, quel vinaigre choisir et pourquoi ? Eh bien, pour le ménage et l'entretien de la maison, utilisez le vinaigre blanc. Tout d'abord parce que c'est le plus économique, ensuite parce qu'il est clair comme du cristal et ne risque pas de tacher ou teindre accidentellement une surface fragile (le vinaigre de vin rouge, par exemple, contient des tanins qui peuvent laisser une auréole). Il s'évapore rapidement et donc son odeur ne reste pas. Mais, surtout, il contient jusqu'à 14 % d'acide acétique, qui est le principe « dégraissant » et « désinfectant » du vinaigre, alors que les autres vinaigres ne vont pas en contenir plus de 8 %… Bon, en fait, ce qui compte surtout, c'est qu'il est vraiment beaucoup moins cher ! Par contre, il est trop fort pour les soins de beauté et mauvais en cuisine. Pour la beauté de la peau, choisissez le vinaigre de cidre, de préférence bio, parce qu'il est riche de nombreux minéraux et autres éléments bénéfiques, qu'il est antioxydant et qu'il est très réputé comme désinfectant. Pour la cuisine, enfin, il existe de très nombreux vinaigres : de bière, de vins jeunes ou vieux, rouges ou blancs, de miel, d'alcools de grains, de palme, de dattes, de riz, de malt ou même de jus de raisin, comme le vinaigre balsamique. Le kombucha est obtenu avec une mère à vinaigre et peut se substituer au vinaigre : il est obtenu à partir de thé sucré. Il existe aussi tout un tas de vinaigres aromatisés : framboise, fenouil, miel, etc. En conclusion, pour la cuisine, il y en a tant que ça va être dur de faire votre choix ! Et pourquoi ne pas commencer une collection de vinaigres ?

COMMENT CONSERVER LE VINAIGRE ?

Le vinaigre se conserve normalement entre 4 et 30°C – pas besoin de le réfrigérer, donc, une cuisine normale l'accueillera dans d'excellentes conditions. Par contre, mieux vaut l'enfermer dans un placard ou au noir : la lumière peut altérer l'aspect de certains vinaigres. Et veillez à bien boucher la bouteille, au risque de trouver un beau jour une mère – c'est-à-dire un voile opaque, en réalité constitué des bactéries qui transforment l'alcool en acide acétique – flotter à la surface (surtout pour les vinaigres bios, naturels ou non filtrés, comme le vinaigre de cidre) – ça peut être un avantage si vous voulez fabriquer votre vinaigre vous-même, mais ça peut aussi avoir un inconvénient : certaines mouches pourraient pondre dans le vinaigre...

Nos amis les bêtes

*Le vinaigre est un moyen naturel de prendre soin des animaux…
Ou au contraire, de les repousser ! Mais attention, il a aussi ses
défauts !*

PIPI DE CHAT

**« Le vinaigre nettoie le pipi de chat : mélangez-le à parts
égales avec de l'eau gazeuse pour nettoyer les tissus
ou moquettes, avec un jus de citron pour les surfaces
dures. »**

Le vinaigre est acide, le pipi de chat est basique. L'un
neutralise l'autre. Est-ce que c'est ce qui fait partir
l'odeur ? Sachant que cette dernière est causée par des
bactéries, c'est surtout la qualité antibactérienne du vinaigre qui
agit. Le vinaigre dissuadera en outre le chat de revenir uriner au
même endroit. Par contre, si vous utilisez de l'eau de Javel, celle-ci
va attirer le chat ; c'est d'ailleurs un moyen courant d'encourager
un bébé chat à utiliser son bac ! Si la tache est sur de la moquette
ou un tapis, laissez agir le mélange eau gazeuse-vinaigre, frottez
avec une brosse mouillée pour rincer et absorbez autant que possible, puis saupoudrez de bicarbonate de soude. Laissez sécher et
aspirez.

 ENTRETIEN DU MATÉRIEL

L'urine brille quand elle est soumise à la lumière noire (on
trouve ces ampoules « à rayons ultraviolets » dans les kits
d'écriture « invisible » pour les enfants) : c'est un moyen
très efficace pour s'assurer un nettoyage précis de la zone
souillée !

NETTOYER LA LITIÈRE

« Le vinaigre nettoie et désodorise les litières : versez du vinaigre pur dans le fond du bac et laissez agir une demi-heure avant de rincer et sécher. »

Le vinaigre pur est assez corrosif pour le plastique, mais il se révèle très utile en cas d'entretien irrégulier du bac. Pour un nettoyage régulier, mélanger 2 parts d'eau pour 1 part de vinaigre marche très bien. En plus, ça nettoie vraiment le bac à fond ! C'est rigolo, ça fizze un peu quand vous aspergez les restes d'urine de vinaigre, et ça décolle parfaitement les vieux agglomérats d'argile – laissez agir, rincez, et le tour est joué !

ÉLOIGNER LES CHIENS

« Le vinaigre éloigne les chiens : vaporisez régulièrement du vinaigre aux angles des murs et sur les pas-de-porte. Au début, tous les jours. »

Ça marche… plus ou moins bien : à croire que certains chiens ne reniflent pas avant de lever la patte ! Préférez le vinaigre de ménage au vinaigre alimentaire : il sent plus fort. Et faites attention aux portes en bois verni, elles pourraient être abîmées par le vinaigre. Par contre, pour repousser les chats, ça ne marche absolument pas.

LUSTRER LE POIL

« Le vinaigre lustre le poil des chiens : utilisez une solution de vinaigre dilué à 25 % dans de l'eau après le bain. Frictionnez le poil humide puis brossez ou peignez. »

vrai ! mais.. 25 % de vinaigre, c'est un peu trop — mais ça doit éloigner les puces ! Trêve de plaisanterie, 1 cuillerée à soupe par litre d'eau, c'est largement suffisant pour refermer les écailles des poils et les faire briller ! À réserver aux grands lavages – trop de vinaigre risque de détruire le suint qui protège naturellement le poil des animaux.

CHATS ET PLANTES

« Le vinaigre empêche les chats de manger vos plantes : pulvérisez sur les feuilles une solution à 10 % de vinaigre blanc dans de l'eau. »

vrai ! mais.. Un chat est un chat et, il faut l'admettre, un chat fera toujours ce qu'il veut. Ce qui marche avec un chat ne fonctionne pas forcément avec un autre – ou ne marchera juste pas un autre jour ! Ces bestioles sont de vrais mystères que la science essaie… mais je m'égare, c'est une autre histoire ! Honnêtement, un des rares trucs qui marche avec Félix, c'est de lui laisser en permanence un beau pot d'herbe à chat bien grasse et bien fraîche : il mangera celle-ci avant les plantes décoratives. N'oubliez pas : les chiens ont des maîtres, les chats des esclaves – c'est vous qui l'avez voulu !

 ALERTE !

Pisse-vinaigre

Qu'est-ce qu'un pisse-vinaigre ? Le contraire d'un pisse-froid ? Eh bien non, c'est le surnom de l'uropyge, un genre d'arachnide des régions chaudes. Il ressemble un peu à un scorpion. Il possède, de chaque côté de l'anus, des glandes défensives qui projettent un répulsif contenant de l'acide acétique, d'où son surnom.

ÉLOIGNER LES MOUCHES

« Le vinaigre éloigne les mouches des fruits : rincez les fruits au vinaigre. Vaporiser de l'eau vinaigrée sur la porte du box, par exemple, éloigne les mouches des chevaux. »

On n'attire pas les mouches avec du vinaigre dit l'adage : cela signifie-t-il pour autant que le vinaigre les repousse ? Eh bien oui, il suffit de disposer de petites soucoupes pleines de vinaigre et de clous de girofle sur les rebords de fenêtre… Bon, il en faut pas mal, mais ça marche !

ÉLIMINER LES LIMACES

« Le vinaigre tue les limaces : vaporisez-les d'un mélange moitié vinaigre, moitié eau. »

Noyer les limaces dans la bière est une bonne technique pour délimiter un coin de jardin sain, mais pour se débarrasser des limaces déjà installées, il faut essayer le truc du vinaigre. Ça peut sembler cruel, mais parfois, c'est la salade ou les limaces ! Ça marche aussi avec les pucerons.

ÉLIMINER LES MITES

« Le vinaigre attrape les mites : utilisez un mélange à 25 % de vinaigre et de miel dans de l'eau, placé dans une boîte ouverte. »

Mites alimentaires ou mites à vêtement – c'est-à-dire pyrale ou teigne ? Qu'importe, l'usage du vinaigre pour lutter contre ces bestioles semble possible. En effet, après l'action de tri-jetage des vêtements, nettoyer placards et contenants au vinaigre va tuer les éventuels œufs. Pour les mites elles-mêmes, le plus efficace reste le piège à phéromone ou les feuilles de laurier. Ce type de piège semble mieux fonctionner en extérieur avec toutes sortes d'insectes, même aussi gentils que le grillon…

 ALERTE

Il faut nettoyer les mangeoires et nids d'oiseaux avec du vinaigre, parce que les résidus de savon peuvent être dangereux pour eux…

ÉLOIGNER LES LAPINS

HALTE À L'ESCROQUERIE

« Le vinaigre éloigne les lapins du potager : mettez du coton imbibé de vinaigre dans de petites boîtes en plastique percées de trous (comme les boîtes de pellicules photo) placées autour du potager. »
On soigne différents problèmes du lapin avec du vinaigre de cidre : alors, non, le vinaigre ne repousse pas les lapins. Il semble même que les endroits couverts de vinaigre les poussent à uriner ! Bref, si ça a marché, c'est qu'il y avait peut-être un animal parasite, mais ce n'est peut-être pas celui qui a été incriminé !

DÉTRUIRE UNE FOURMILIÈRE

HALTE À L'ESCROQUERIE

> « Le vinaigre détruit les fourmilières : versez directement le vinaigre pur en quantité suffisante. »
>
> Le vinaigre chasse les fourmis plus qu'il ne les détruit... Et une fourmilière peut être réellement immense sous terre, avec de nombreux couloirs que le vinaigre versé de l'extérieur ne pourra pas atteindre ! Le vinaigre versé sur la fourmilière risque de seulement déplacer ou retarder le problème, sans le résoudre totalement.

ÉLOIGNER LES FOURMIS

« Le vinaigre perturbe les fourmis : lavez le sol et les éléments de la pièce traversée par les fourmis avec du vinaigre. »

vrai ! Le vinaigre a un effet étonnant sur les fourmis : vaporisé sur leur colonne, elles se désorganisent, puis reforment une colonne et... repartent d'où elles viennent, ce qui permet de localiser leur point de passage et de le traiter directement au vinaigre ! Cela évitera aux fourmis d'utiliser ce passage, parce que le vinaigre ne détruit pas les fourmis, il brouille juste leurs moyens de communication et les désoriente.

 ### ÉCONOMIQUE ET ÉCOLOGIQUE

> Laver votre sol au vinaigre est un bon moyen de dissuader les fourmis de le traverser. Il faut toutefois qu'il supporte ce traitement : attention notamment à la cire, sur parquet, tomette ou lino, elle se dissout complètement au vinaigre !

ÉLIMINER LES PUCES

« Le vinaigre élimine les puces et les puces de plancher : vaporisez de l'eau vinaigrée à 50 % régulièrement et dans toute la maison avant de passer l'aspirateur. »

vrai ! **mais** Le vinaigre de lavande et le vinaigre d'ail sont réputés éloigner les puces des animaux… Il suffit de faire macérer une poignée de lavande ou une dizaine de gousses d'ail dans 1 litre de vinaigre blanc pendant 3 semaines puis de filtrer. Ce type de vinaigre s'utilise principalement comme préventif, dilué (1 cuillerée à soupe de vinaigre « parfumé » par litre d'eau). Imbibez un gant de toilette et passez-le sur le poil de l'animal en évitant nez, yeux, oreilles, coussinets… Pour les puces de plancher, c'est plus compliqué parce qu'elles se cachent souvent profondément. Elles aiment la pénombre et la chaleur, mais on les comprend, n'est-ce pas ? Le vinaigre va par contre attaquer les œufs et, à la longue, éliminer le problème, mais ça peut être très long. Essayez aussi de passer sur le parquet un mélange de cire et de térébenthine.

ÉLOIGNER LES MOUSTIQUES

« Le vinaigre éloigne les moustiques : frictionnez les parties découvertes avec du vinaigre. »

vrai ! **mais** Il faut s'oindre de vinaigre blanc : l'odeur n'est pas terrible, mais ça marche – mais vraiment pas longtemps. Autrement dit, ce n'est pas un si bon truc. Par contre, le vinaigre calme les piqûres.

PROTÉGER LES OREILLES

HALTE À

L'ESCROQUERIE

« Le vinaigre empêche les animaux domestiques de se gratter les oreilles : nettoyez-les avec du vinaigre blanc. » Le vinaigre tue un tas de parasites, donc éventuellement ceux qui font que l'animal se gratte. Mais il peut se gratter à cause d'une infection ou autre maladie et le vinaigre peut s'avérer vraiment trop agressif sur une peau aussi fragile que celle de l'oreille... Non, l'idéal, quand Toby se gratte trop, c'est de l'emmener voir un vétérinaire.

ODEUR DE MOUFFETTE

« Le vinaigre enlève l'odeur de mouffette. »

à vérifier La mouffette, quand elle se sent agressée, dégage une odeur réellement méphitique et tenace. La croyance populaire dit qu'on peut s'en défaire en prenant un bain de jus de tomate, mais les scientifiques ont réfuté cette croyance. Il existe diverses crèmes efficaces, mais si on n'en a pas ? Il semblerait que le vinaigre parvienne à atténuer cette odeur... Mais évidemment, impossible de vérifier à défaut de mouffette dans le jardin de l'auteur !

Dans le garage et la boîte à outils

Quand on essaie le vinaigre pour détartrer, dès la première fois, on est bluffé ! Du coup, on veut l'utiliser partout, pour tout... Est-ce que ça en vaut vraiment la peine ?

DÉCOLLER LE PAPIER PEINT

« Le vinaigre décolle le papier peint : vaporisez un mélange à parts égales d'eau et de vinaigre jusqu'à saturation. »

 Le papier peint doit être humidifié pour être enlevé facilement, et le vinaigre décolle les résidus de colles, c'est donc un deux-en-un bien pratique, mais il faut prendre le temps d'enlever la première couche de papier, surtout s'il est « imperméable » (cuisine et salle de bain, en général) !

ÉLIMINER LES TRACES DE PEINTURE

« Le vinaigre enlève les traces de peinture sur les vitres : frottez avec du vinaigre pur. »

 Ça marche encore mieux avec du vinaigre chaud : attention, certaines peintures type « salle de bain » devront obligatoirement être grattées, frotter ne suffira pas !

ÉLIMINER LA ROUILLE

« Le vinaigre dérouille les petits objets : il suffit de les immerger toute une nuit. Rincez méticuleusement. »

 Alors, oui, le vinaigre dissout la rouille légère : pour la rouille profonde, incrustée, c'est limite, mais vous pouvez essayer tout de même. Il faut tout d'abord vérifier que l'objet rouillé ne comporte pas de morceaux de matériaux qui ne supportent pas le vinaigre, comme l'ivoire, certains bois, etc. Ensuite, plongez la pièce entièrement dans le vinaigre. Laissez agir une demi-heure et brossez soigneusement. Changez le vinaigre et recommencez jusqu'à ce qu'il n'y ait presque plus de rouille. Rincez et séchez immédiatement et soigneusement, puis traitez (par exemple : huilez).

NETTOYER LE FIL DES CISEAUX

HALTE À L'ESCROQUERIE

« Le vinaigre nettoie le fil des ciseaux : frottez avec un torchon imbibé de vinaigre. »
Le vinaigre est un bon nettoyant universel, soit. Mais pourquoi l'utiliser particulièrement sur les ciseaux ? Parce qu'il dérouille légèrement en même temps qu'il dégraisse ? Ce n'est pas toujours nécessaire ; souvent, un coup d'éponge suffit !

ATTÉNUER LES RAYURES

« Le vinaigre atténue les rayures sur les meubles en bois : passez un mélange de sel et de vinaigre avec un pinceau. »

 Le secret de ce truc ? Tout est dans le mot « atténuer » : la rayure est encore là, mais elle se voit moins. Certainement parce que le mélange sel + vinaigre la nettoie en profondeur ! Au début, on ne la voit plus du tout, comme si le vernis avait fondu et « colmaté » la rayure. Mais après 2 ou 3 jours, le trait réapparaît doucement. Ça sauve les apparences provisoirement, comme on dit !

🔊 ALERTE

Vinaigre et cinéma
Connaissez-vous le syndrome du vinaigre ? Il attaque l'acétate de cellulose... Donc, les vieux films ! Cette détérioration porte ainsi le nom de « syndrome du vinaigre » parce que l'acétate de cellulose, en vieillissant, se dégrade en dégageant de l'acide acétique.

ENLEVER LES TRACES DE CIMENT

« Le vinaigre enlève les traces de ciment sur le carrelage : frottez énergiquement avec une brosse dure imbibée de vinaigre bouilli. »

 Le vinaigre nettoie le ciment – certes, il l'attaque un peu, mais pour l'enlever, il faut vraiment qu'il ne s'agisse que d'un voile... Et il faut frotter ! Mais ça marche un peu.

EFFACER LES TRACES NOIRES

« Le vinaigre efface les taches noires dues à la condensation : frottez avec un linge propre et du vinaigre pur – il vaut mieux ne pas attendre qu'elles s'étendent pour traiter. »

 Les qualités antibactériennes du vinaigre sont connues, mais il agit aussi sur les champignons et moisissures. Nettoyez avec le vinaigre pur en rinçant souvent le chiffon, puis rincez et séchez soigneusement : le seul moyen pour lutter contre ces traces consiste à aérer correctement, ou à utiliser des absorbeurs d'humidité.

ÉVITER À LA PEINTURE D'ÉCAILLER

« Le vinaigre empêche la peinture de s'écailler sur les tuyaux métalliques : badigeonnez-les de vinaigre pur avant de les peindre. »

vrai ! mais.. Le vinaigre va dégraisser les surfaces à peindre, permettant une meilleure adhérence de la peinture, cependant il ne pourra pas éviter les cloques dues à un mauvais choix de peinture : effectivement, les radiateurs – par exemple – demandent à être enduits avec une peinture spécifique résistante à la chaleur et accrochant le métal.

PROLONGER L'ÉCLAIRAGE

HALTE À L'ESCROQUERIE

« Le vinaigre prolonge l'éclairage des lampes au propane. »
Le truc pour les campeurs : les mèches trempées dans du vinaigre puis séchées auraient une durée de vie plus longue... Mouais, impossible de le vérifier par comparaison ! Théoriquement, il n'y a pas de raison. Et pourquoi pas les mèches de briquet alors ?

ACTIVER LES FOSSES SEPTIQUES

HALTE À L'ESCROQUERIE

« Le vinaigre active les fosses septiques. »
Quoi, du vinaigre antibactérien dans une fosse septique pleine de gentilles bactéries qui font un (très) sale boulot ? Eh bien... Je ne dirais pas que le vinaigre peut « activer » une fosse septique, mais en tout cas, elle ne lui fait aucun mal : vous pouvez donc utiliser le vinaigre blanc pour faire le ménage sans souci ! Une fois dilué, le vinaigre est bien moins agressif, et comme on n'utilise que de petites quantités à la fois pour le ménage, la fosse septique ne craint pas grand-chose ! En énorme quantité par contre, adieu les gentilles bactéries...

ÉCONOMIQUE ET ÉCOLOGIQUE !

Le vinaigre énergie

Une société américaine qui étudie les différents moyens de produire de l'énergie à partir des déchets ménagers courants utilise du vinaigre pour obtenir un biocarburant : en effet, l'acide acétique qu'il contient convertit les sucres en cétones – donc en énergie utilisable dans un moteur à explosion ! Le processus reste cependant expérimental, même si une production industrielle de masse (55 tonnes par jour) est théoriquement envisageable.

FAIRE BRILLER
LES CHROMES

« Le vinaigre fait briller les chromes : il suffit de les astiquer avec un chiffon doux humidifié avec du vinaigre pur. »

 vrai ! Ça doit bien faire 50 ans que le chrome n'est plus en vogue chez les constructeurs automobiles. On finit bien par en trouver sur certains sigles, mais souvent ce n'est que du plastique chromé ! Bref, oui, le vinaigre dégraisse le chrome et le fait briller, mais attention encore une fois s'il s'agit de plastique argenté, ça risque de faire partir la couche brillante…

ÉVITER LE GIVRE

HALTE À L'ESCROQUERIE

« Le vinaigre ralentit l'apparition du givre sur le pare-brise et les fenêtres de la voiture : vaporisez-les d'eau additionnée d'un quart de vinaigre. Fonctionne aussi pour la buée à l'intérieur de l'auto. »

Inutile de se faire des illusions, par une bonne nuit bien froide, à une place exposée, le givre prend. Il est peut-être plus mince, mais il est là. Pour la buée par contre, elle semble vraiment plus peiner à s'installer... surtout sur les bords du pare-brise, donc pas forcément là où on aimerait !

ÉLIMINER LES INSECTES ÉCRASÉS

« Le vinaigre aide à éliminer les insectes écrasés sur les vitres et les phares : vaporisez avec du vinaigre pur et laissez agir pendant un quart d'heure avant de laver à l'eau savonneuse. »

vrai !

Laissez agir en cas d'insectes très incrustés, genre « retour de vacances », sinon, les insectes partent tout seuls avec un coup de chiffon vinaigré. Effet « Oh, mes phares fonctionnent en fait ! » assuré.

LAVER LES BALAIS D'ESSUIE-GLACE

« Le vinaigre lave les caoutchoucs d'essuie-glace : essuyez-les avec un chiffon imbibé de vinaigre après un long trajet. Les plastiques intérieurs seront nettoyés avec un mélange à parts égales d'eau et de vinaigre. »

 Le vinaigre dégraisse bien. Les vieux caoutchoucs et vieux plastiques peuvent toutefois être fragiles, on n'utilisera donc ce truc que ponctuellement, ou en dépannage.

ÉVITER LES TRACES DE GOUTTES

« Le vinaigre évite la formation de traces de gouttes après le lavage de la carrosserie : rincez avec de l'eau additionnée d'un quart de vinaigre. »

 Le vinaigre, effectivement, neutralise le calcaire. L'idéal serait de passer la voiture à la peau de chamois après lavage… Mais bon, si vous lavez autrement qu'au jet d'eau, ce truc est parfaitement inutile, surtout si vous utilisez une cire : le vinaigre l'ôterait !

ÉVITER LES TRACES DE SEL

« Le vinaigre vient à bout des traces de sel laissées par les chaussures sur les tapis de l'auto : frottez avec un mélange à parts égales d'eau et de vinaigre. »

 Après avoir essayé le truc de l'eau gazeuse sur la moquette, je réitère : tout part avec un mélange à parts égales d'eau gazeuse et de vinaigre. Aspergez, laissez agir et brossez. Le souci, c'est que c'est un peu long à sécher – d'autant plus que, s'il y a des traces de sel, c'est qu'il ne fait pas bien chaud… Il ne reste qu'à rentrer les tapis à la maison pour la nuit ! Ou à se contenter d'un bon coup de brosse !

ATTÉNUER LA ROUILLE

« Lorsque vous faites l'entretien automobile, faites tremper les boulons rouillés et les vis avec du vinaigre blanc distillé afin qu'ils soient plus faciles à enlever. »

vrai ! mais Le vinaigre dissout les graisses et la rouille. Ok. Mais il faut que la rouille soit légère. Et il est nécessaire de laisser tremper toute la nuit puis de brosser soigneusement. Donc, c'est long. Très long. Ça peut être utile pour dépanner au cas où vous n'avez pas de produit spécifique, mais c'est loin d'être un truc pratique !

DÉSODORISER UNE VOITURE

HALTE À L'ESCROQUERIE

« Le vinaigre désodorise l'intérieur de la voiture : enfermez-y une bassine d'eau chaude vinaigrée. »
Le vinaigre désodorise, soit. Mais en voiture, l'odeur peut donner réellement mal au cœur ! Une autre astuce, nettement plus efficace, consiste à remplir le cendrier de bicarbonate de soude : en plus, ça empêche de fumer dans l'auto !

DÉCOLLER DES AUTOCOLLANTS

« Le vinaigre décolle les vignettes et les autocollants sur le pare-brise ou la carrosserie : imbibez généreusement les autocollants de vinaigre chaud. Laissez agir un quart d'heure avant de gratter. Repassez du vinaigre sur les résidus de colle si nécessaire. »

vrai ! mais. Il y a colle et colle : celle des diverses vignettes obligatoires est réellement difficile à enlever. La situation verticale n'arrange pas les choses : le vinaigre dégouline copieusement dessus et coule partout sauf là où vous le souhaitez. Néanmoins, il faut mettre toutes les chances de votre côté et essayer. Si ça ne fonctionne pas, essayez de chauffer au sèche-cheveux et raclez avec une lame de rasoir… Pour les autocollants sur la carrosserie, faites bien attention qu'aucune couche de vernis n'ait été passée par-dessus l'autocollant : dans ce cas, impossible de l'enlever, tout simplement – et c'est souvent le cas sur les motos.

NETTOYER UNE BATTERIE

« Le vinaigre nettoie les bornes des batteries auto ou moto : versez un peu de vinaigre dessus et frottez avec un vieux chiffon. »

vrai ! Un peu de vinaigre sur chaque cosse : ça mousse ! Mais pas de panique, c'est normal. Laissez agir une vingtaine de minutes et essuyez soigneusement.

 ALERTE

Attention ! Débranchez d'abord la borne positive, puis la négative. Pourquoi ? Parce que sinon, vous allez provoquer un court-circuit qui risque de gravement endommager la batterie, voire le faisceau électrique.

CIRE POUR CARROSSERIE

HALTE À

L'ESCROQUERIE

« **Le vinaigre dans une recette de cire pour carrosserie : mélangez à parts égales huile de lin, cire de carnauba et vinaigre. Laissez refroidir avant utilisation.** »
Là, j'étais persuadée que c'était un super truc ! La cire de carnauba est présente dans les produits professionnels, mais est extrêmement difficile à trouver dans le commerce. J'en ai finalement trouvé sur Internet. Et là, force est de constater que le mélange ne prend pas. Ça se sépare. Bref, impossible à tester ! De plus, pourquoi de l'huile de lin ? D'accord, elle sèche vite par rapport aux autres, mais elle laisse un film assez gras, qui peut provoquer des traces – mais qui protège aussi. Pourquoi ne pas d'abord passer la carrosserie au vinaigre pour la nettoyer puis une cire de finition faite en mélangeant de la cire d'abeille ou de carnauba avec l'huile de lin – sinon la cire seule est trop dure –, ça serait plus simple, non ?

SE LAVER LES MAINS

HALTE À

L'ESCROQUERIE

« **Le vinaigre nettoie les mains les plus sales, même celles tachées de cambouis : frottez vos mains humides avec du bicarbonate de soude puis versez du vinaigre. Attendez que la mousse ait fini d'agir avant de rincer avec de l'eau savonneuse.** »
On utilisera plus volontiers le bicarbonate de soude mélangé à un savon liquide : il exfoliera doucement les mains tout en les dégraissant. En outre, le vinaigre, dans ce cas-là, n'est pas des plus agréables sur les petites coupures, inévitables quand on bricole ! Et, encore une fois, inutile de mélanger vinaigre et bicarbonate ou vinaigre et savon : ils ne se renforcent pas, ils s'annulent.

Il faut du vinaigre pour être belle !

Le vinaigre en beauté : si Cléopâtre l'utilisait, pourquoi pas moi ?
Mais là, on préfèrera le vinaigre de cidre, beaucoup plus adapté
aux soins de la peau que n'importe quel autre !

DÉODORANT

« Le vinaigre sert de déodorant. »

vrai !
mais. Pas bête : le vinaigre est bien connu pour son pouvoir désodorisant. Par contre, attention aux aisselles épilées, ça pique ! Pour l'efficacité, c'est pas mal : le vinaigre tue les bactéries responsables des odeurs, mais en cas d'effort intense, je ne me prononce pas – nous ne sommes pas tous égaux face aux problèmes de transpiration !

SOULAGER LES IRRITATIONS

« Le vinaigre de cidre soulage les irritations : tamponnez la zone avec un mélange à 20 % de vinaigre de cidre dans de l'hydrolat (camomille par exemple) pour soulager une peau qui tiraille ou le fessier de bébé. Un bain additionné de vinaigre a les mêmes effets. »

vrai !
mais. Le vinaigre soulage certaines démangeaisons, c'est sûr. Même si elles sont dues à des piqûres d'insectes, ou à une peau atopique. Cependant, sur la peau, préférez le vinaigre de cidre parce qu'il est riche de nombreuses qualités et qu'il est moins concentré en acide acétique, donc plus doux, que le vinaigre blanc. Vous pourrez l'intégrer à un lait pour le corps, par exemple, ou dilué dans un hydrolat, mais ne perdez jamais de vue que, en matière de beauté, le mieux est parfois l'ennemi du bien. En un mot ? Modération ! Il faut vraiment faire attention aux doses utilisées. Là, vous pourrez vraiment profiter des éléments nutritifs de ce vinaigre, de ses qualités astringentes, antioxydantes, adoucissantes, etc.

Faites particulièrement attention à la peau des bébés et des enfants, très fragile puisqu'elle ne possède pas encore de film hydrolipidique pour la protéger (il se forme vers l'âge de 7 ans !) : il faut absolument diluer le vinaigre à 10 % dans de l'eau – et ne l'utilisez pas pour les « problèmes de couche », ils sont dus au pH de l'urine, acide, qu'il faut neutraliser avec un produit basique, comme le liniment oléocalcaire.

NETTOYER LES
APPAREILS DENTAIRES

HALTE À L'ESCROQUERIE

« Le vinaigre nettoie les appareils dentaires : mélangez un demi-verre d'eau à 1 cuillerée à café de bicarbonate de soude. Ajoutez ensuite précautionneusement un demi-verre de vinaigre et 1 cuillerée à café de sel. Laissez tremper l'appareil dentaire dans cette solution toute une nuit puis brossez, rincez et séchez. »

Qu'est-ce qui salit les appareils dentaires ? Eh bien, beaucoup de chose. Est-ce que c'est du tartre ? Là, évidemment, un peu de vinaigre ne nuit pas. Mais comme ce n'est pas tout, il faudra aussi le brosser soigneusement avec une brosse à dents et du dentifrice. Et ne pas abuser du vinaigre qui pourrait, à la longue, abîmer l'appareil. Donc, l'idéal est de le brosser après chaque repas, avec une brosse souple et du savon, de le laisser la nuit dans un verre d'eau additionné de 1 cuillerée à café de bicarbonate de soude et de le brosser à nouveau soigneusement le lendemain. Enfin, une fois par semaine, remplacez le bicarbonate par 1 cuillerée à café de vinaigre. Encore une fois, ne mélangez pas bicarbonate et vinaigre, leurs qualités s'annulent.

SOULAGER LES PIQÛRES

« Le vinaigre soulage les piqûres de guêpe, d'abeille, mais aussi de moustique : passez un peu de vinaigre pur à l'aide d'une compresse ou autre sur l'endroit infecté. »

 L'acide acétique du vinaigre va agir sur le venin qui provoque les démangeaisons après une piqûre en dénaturant les protéines qu'il contient – c'est exactement comme cela que le vinaigre « dissout » le gras ! Il suffit de tapoter la plaie avec un tissu ou un coton imbibé de vinaigre pur.

TUER LES POUX ET LES LENTES

« Le vinaigre tue les poux et les lentes : imbibez la chevelure et le cuir chevelu de vinaigre additionné de quelques gouttes d'huile essentielle de lavande (attention à ce que le mélange ne coule pas dans les yeux). Peignez soigneusement pour bien répartir. Protégez les cheveux avec une charlotte ou un bonnet de bain. Laissez agir toute la nuit. Peignez encore avant de laver les cheveux. »

L'acide acétique du vinaigre dissout les protéines de la « colle » qui fixe les lentes aux cheveux ; par contre, il est quasi-inefficace sur les poux... Mais ils sont faciles à étouffer avec de l'huile ! L'idéal est donc de faire un bain d'huile (l'olive est très bien) que vous laisserez poser au moins 2 heures, sous une charlotte ou un film plastique – et encore mieux, toute la nuit – puis un bain de vinaigre (une demi-heure), puis de passer un peigne spécifique afin de tout bien « décrocher ». Lavez soigneusement et recommencez si nécessaire.

ÉCONOMIQUE ET ÉCOLOGIQUE !

Ajouter quelques gouttes d'huile essentielle de lavande au shampooing est une bonne précaution complémentaire contre les poux – vous pouvez aussi vaporiser de l'hydrolat de lavande deux fois par jour sur la chevelure en prévention.

ALERTE

Le vinaigre et la santé
Otites, diabète, hypertension, cure de détox, ostéoporose, brûlures d'estomac et jusqu'à la peste seraient soignables par le vinaigre. Certes, nos grand-mères l'utilisaient souvent pour se soigner, ou comme cure saisonnière, mais il ne faut pas non plus oublier que le vinaigre est un actif qu'il ne faut pas prendre à la légère, pour tout, rien et n'importe quoi. Ce n'est pas un miracle non plus – depuis le temps, ça se saurait ! C'est pourquoi il faut demander l'avis de son médecin avant d'essayer une recette santé. Lui sait par expérience ce qui fonctionne ou non.

RENFORCER LE VERNIS

« Le vinaigre rend le vernis à ongles plus résistant : passez un coton imbibé de vinaigre avant de poser le vernis. »

Il est très étonnant d'entendre que le vinaigre prolonge la vie du vernis à ongles, car nous pouvons lire aussi ici et là qu'il peut l'enlever lorsqu'on est en panne de dissolvant... Alors ? Alors, en dissolvant les traces de gras, effectivement, le vinaigre va permettre au vernis de bien adhérer à l'ongle. Il faut néanmoins attendre que l'ongle soit bien sec, ensuite, pour poser le vernis. Est-ce que cela abîme l'ongle ? À vrai dire, c'est difficile à dire : *a priori* les différents composants du vinaigre de cidre le fortifient, mais à très long terme... Bref, à chacune de se forger son opinion. Quant au côté dissolvant du vinaigre, il faut le laisser « mariner » assez longtemps… et frotter pas mal aussi ! Pas terrible, donc. Mais bon, ça peut dépanner – surtout si, pour le coup, c'est du vinaigre blanc.

CALMER LES DÉMANGEAISONS

« Le vinaigre calme les démangeaisons du cuir chevelu et limite les pellicules : diluez 1 cuillerée à soupe de vinaigre dans 1 litre d'eau et frictionnez-vous régulièrement la tête avec cette lotion. »

 Le vinaigre de cidre purifie le cuir chevelu en détruisant certaines levures responsables des démangeaisons et de certaines pellicules. Son pH peut aussi équilibrer un cuir chevelu perturbé. Essayez un rinçage au vinaigre, ce n'est vraiment pas superflu – au pire, vos cheveux seront lisses et brillants !

FAIRE BRILLER LES CHEVEUX

« Le vinaigre rend les cheveux lisses et brillants : rincez vos cheveux avec un mélange eau froide-vinaigre (1 cuillerée à soupe de vinaigre pour 1 litre d'eau). »

 L'eau froide resserre les écailles des cheveux, le vinaigre de cidre va embellir les cheveux grâce à son pH acide et enlever le voile terne dû au calcaire. Le rinçage à l'eau froide n'est certes pas des plus agréables, mais ce truc de grand-mère fonctionne réellement !

DÉMÊLER LES CHEVEUX

« Le vinaigre démêle les cheveux : rincez vos cheveux avec un mélange eau froide-vinaigre (1 cuillerée à soupe de vinaigre pour 1 litre d'eau). »

vrai ! Tiens, c'est une recette qu'on utilise déjà pour faire briller ses cheveux... Mais, effectivement, ils sont non seulement brillants, mais aussi plus faciles à coiffer, moins chargés en électricité statique... Bref, le vinaigre est bon pour les cheveux à condition, bien évidemment, de ne pas en abuser !

BLANCHIR LES DENTS

« Le vinaigre blanchit les dents : lavez-vous les dents au vinaigre une fois par mois. »

vrai ! mais... Le vinaigre détartre si bien le lavabo qu'il est tentant de l'utiliser sur les dents. Mais les dents sont fragiles et chacun risque de réagir différemment... Le mieux ? En parler à son dentiste avant d'essayer. Et l'écouter !

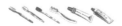

SOULAGER LES MYCOSES

« Le vinaigre soulage les mycoses des pieds : faites des bains de pieds avec un verre de vinaigre dilué dans 5 litres d'eau chaque jour pendant une semaine. »

vrai ! mais... D'après de nombreux témoignages, il semble que ce truc fonctionne, mais je ne saurais mieux vous recommander d'en parler d'abord à votre médecin ou au moins à votre pharmacien et vous rappeler combien il est important de systématiquement désinfecter tout ce qui peut être en contact avec la partie infectée (coupe-ongles, lime, etc.) afin de limiter la propagation de la mycose.

PIQÛRES DE MÉDUSE

« Le vinaigre neutralise les piqûres de méduse : tamponnez de vinaigre pur. »

Le vinaigre, en cas de piqûre de méduse, agit comme pour les piqûres d'insecte, sur certaines protéines contenues par le venin injecté lors de la piqûre... C'est-à-dire que cela va dépendre de l'espèce de méduse ! L'idéal est, comme toujours, de demander l'avis d'un professionnel (pharmacie, secouriste, etc.) – de plus, on a rarement un flacon de vinaigre sur soi à la plage...

SOULAGER LES COUPS DE SOLEIL

« Le vinaigre soulage les coups de soleil : tamponnez de vinaigre dilué à 50 % dans l'eau. »

Un bain pris dans une baignoire d'eau agrémentée de 25 centilitres de vinaigre est très conseillée pour soulager les brûlures : les capacités antiseptiques et le pH du vinaigre restaureront le confort de la peau. Mais au-delà de 25 minutes, l'eau devenue chaude sera à nouveau déshydratante pour la peau exposée. Et la prochaine fois, mieux vaut ne pas oublier de mettre une bonne protection solaire !

PIQÛRES D'ORTIES

« Le vinaigre apaise les "piqûres" d'ortie : tamponnez de vinaigre pur. »

L'ortie sèche macérée dans le vinaigre qui sera ensuite filtré donne un excellent tonique pour les cheveux... Mais si, en récoltant les orties, c'est la brûlure, il faut aussi utiliser le vinaigre ! Le pH du suc d'ortie est basique, le vinaigre rétablira donc l'équilibre.

DOULEURS MUSCULAIRES

« Le vinaigre calme les douleurs musculaires : diluez 1 volume de vinaigre pour 9 d'eau et baignez le membre endolori. »

Les Anglo-Saxons boivent 1 cuillerée à café de vinaigre diluée dans un grand verre d'eau pour soulager une crampe : vous pouvez aussi boire l'eau nature et appliquer une compresse de vinaigre...

CHLORE DES PISCINES

« Le vinaigre protège les cheveux du chlore des piscines : après le bain, lavez-vous les cheveux avec votre shampooing habituel additionné de 1 cuillerée à café de vinaigre et autant d'huile végétale. »

Le chlore utilisé pour désinfecter les piscines dissout le film hydrolipidique qui protège les cheveux et le pH du chlore n'arrange pas les choses... Le vinaigre aide alors les cheveux à retrouver leur équilibre, mais ce n'est pas suffisant : voilà pourquoi il vaut mieux ajouter 1 cuillerée à café d'huile au shampooing avec le vinaigre ! Se mouiller les cheveux à l'eau douce avant de pénétrer dans la piscine aide également à diminuer l'impact du chlore.

ÉCONOMIQUE ET ÉCOLOGIQUE !

Si vous avez les cheveux décolorés et qu'ils ont été rendus verts par l'eau de la piscine, mieux vaut appliquer le truc de l'aspirine : faites dissoudre une aspirine dans un verre d'eau, vous en imprégnez vos cheveux et vous laissez agir comme un après-shampooing sans rinçage. Parfois, il faut recommencer une ou deux fois.

PIEDS FATIGUÉS

« Le vinaigre soulage les pieds fatigués : plongez-les pendant 10 minutes dans un bain tiède à l'eau vinaigrée. »

vrai ! mais. L'idéal est d'agrémenter ce bain, extrêmement délassant et qui change de l'eau salée, de quelques feuilles de menthe. Ajoutez simplement 15 centilitres de vinaigre de cidre, de préférence, à 2 litres d'eau chaude. Et ce qui ne gâche rien, sachez que ce bain prévient aussi de la transpiration !

TONIFIER

HALTE À

L'ESCROQUERIE

« Le vinaigre de cidre tonifie : ajoutez 50 centilitres de vinaigre additionnés de 7 gouttes d'huile essentielle de menthe à l'eau du bain. »

Car dans ce cas, c'est principalement l'huile essentielle qui va tonifier : le vinaigre va surtout adoucir l'eau. Et il manque donc à cette recette un ingrédient incontournable qui va permettre à l'huile de se dissoudre dans l'eau. Habituellement, on utilise du lait en poudre, mais il est peu compatible avec le vinaigre. Je vous conseillerai donc d'opter pour du miel. Effet peau douce garanti ! Mélangez d'abord l'huile avec une cuillerée à soupe de miel, puis ajoutez le vinaigre et enfin versez dans l'eau.

MAINS MOITES

« Le vinaigre de cidre infusé à la sauge empêche d'avoir les mains moites : laissez infuser 50 feuilles de sauge par litre de vinaigre pendant une semaine. Filtrez. Frictionnez-vous les mains après chaque lavage. »

à vérifier La sauge possède tout un tas d'intéressantes vertus, dont celle de réguler la transpiration. Le vinaigre, en agissant sur certaines bactéries, limite l'apparition des odeurs de transpiration. Quant à son action sur les mains moites : pourquoi ne pas essayer ? En tout cas, cette recette est superbe pour un rinçage des cheveux bruns auxquels la sauge donnera de superbes reflets !

MAINS GERCÉES

« Le vinaigre de cidre adoucit les mains gercées : mélangez 1 cuillerée à café de miel et 1 de vinaigre dans un bol d'eau tiède et trempez-y les mains une dizaine de minutes avant d'appliquer une crème spécifique. »

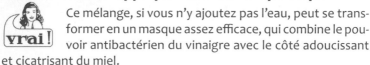

vrai ! Ce mélange, si vous n'y ajoutez pas l'eau, peut se transformer en un masque assez efficace, qui combine le pouvoir antibactérien du vinaigre avec le côté adoucissant et cicatrisant du miel.

MASQUE HYDRATANT

« Le vinaigre de cidre dans une recette de masque hydratant : battez 2 jaunes d'œufs avec 1 cuillerée à soupe de vinaigre, 1 d'huile d'olive, 1 d'huile de germes de blé (remplacez par de l'huile noisette pour les peaux grasses), 1 d'huile de tournesol. Étalez en couche épaisse sur le visage. Laissez agir un quart d'heure puis essuyez le surplus avec un coton. »

vrai ! Le vinaigre est astringent, et donc relativement adoucissant. Mais surtout, il agit dans le sens du pH de la peau. Cette mayonnaise de beauté ne peut que faire du bien à une peau assoiffée. Le jaune d'œuf nourrit la peau, encore chouchoutée par les huiles : un moment de bonheur !

RECETTE

Vous pouvez aussi utiliser cette recette en masque avant-shampooing pour des cheveux sublimes ! Laissez reposer une vingtaine de minutes. Et n'oubliez pas de rincer ce masque à l'eau froide, au risque de le cuire et de ne plus pouvoir vous débarrasser de l'omelette obtenue... Sans parler de l'odeur !

RESSERRER LES PORES DE LA PEAU

« Le vinaigre de cidre resserre les pores de la peau : fabriquez une lotion avec 1 part de vinaigre de cidre pour 3 d'hydrolat d'hamamélis. Utilisez quotidiennement sur un coton. »

vrai ! mais... Le vinaigre de cidre est riche en vitamines et oligo-éléments bénéfiques à la peau, mais son atout secret, c'est le rétablissement du pH naturel de la peau ! Avec l'hydrolat d'hamamélis, le résultat est parfait pour les peaux grasses, mais il vaut mieux adapter la nature de l'hydrolat pour les types de peau différents : les peaux normales choisiront la rose, les peaux mixtes la lavande, les peaux matures l'eau de fleur d'oranger.

MASQUE POUR PEAUX GRASSES

« Le vinaigre de cidre dans une recette de masque pour peaux grasses : mélangez 3 fraises écrasées avec 1 cuillerée à café de vinaigre de cidre et 3 d'eau. Ajoutez de la farine d'avoine pour obtenir une texture adaptée. Appliquez sur le visage et laissez sécher. Lorsque c'est sec, rincez à l'eau tiède en faisant de petits cercles. »

 La fraise possède des propriétés astringentes, le vinaigre rééquilibre le pH naturel de la peau et la farine d'avoine exfoliera gentiment la peau : effet bonne mine et peau douce garanti !

 ALERTE

Attention aux allergies : si vous êtes allergique à la fraise en interne, vous l'êtes aussi en externe !

TACHES PIGMENTAIRES

« Le vinaigre atténue les taches pigmentaires : il faut se frotter les mains quotidiennement avec un mélange de jus d'oignon et de vinaigre de cidre. »

(à vérifier) Il paraît que le lys blanc et le persil possèdent les mêmes vertus. Le vinaigre est, d'après certains, éclaircissant, mais pour d'autres le vinaigre ne serait, dans ces recettes, que le « convoyeur » des capacités éclaircissantes des plantes qu'on y a mis à macérer... Quoi qu'il en soit, impossible de quantifier de façon satisfaisante ces données !

MAINS TACHÉES

« Le vinaigre détache les mains salies par les fruits : frottez les taches avec du vinaigre ! »

vrai ! mais.. Les fruits rouges, notamment, laissent de disgracieuses traces sur les mains lorsqu'on les cueille, ou qu'on les mange... Parfois récalcitrantes à l'eau et au savon, celles-ci s'atténuent pourtant avec le vinaigre, et ça marche aussi sur les tissus – attention toutefois, certaines taches de fruit se contentent de passer du rouge au bleu !

MASQUE VITALISANT

« Le vinaigre dans une recette de masque vitalisant : mélangez 2 cuillerées à soupe d'argile avec un mélange d'eau et de 25 % de vinaigre de cidre jusqu'à l'obtention d'une pâte onctueuse. Étalez uniformément sur le visage et laissez sécher. Rincez à l'eau froide. »

vrai ! mais.. Le problème, dans les masques à l'argile, c'est de connaître son type de peau. Pourtant, c'est facile : il suffit de poser un morceau de scotch sur votre visage et de l'ôter. Si ensuite le scotch présente des petits points blancs, c'est que la peau est sèche ; s'il est gras, c'est que la peau est grasse ; enfin, s'il ne présente rien, c'est que la peau est normale. Donc, il ne reste plus qu'à choisir l'argile verte pour les peaux grasses, rouge pour les peaux normales et blanche pour les peaux sèches. Mélangez avec de l'eau – ou, mieux, un hydrolat de lavande – jusqu'à obtention d'une pâte onctueuse. Ajoutez une demi-cuillerée à café d'huile selon la nature de votre peau (noisette pour les peaux grasses, tournesol pour les peaux normales et olive pour les peaux sèches) et autant de vinaigre de cidre. Posez sur le visage en évitant le contour des yeux. Rincez après 10 minutes : l'argile ne doit pas sécher, contrairement à ce que l'on croit – ou lit – trop souvent !

CIRE À ÉPILER

« Le vinaigre dans une recette de cire à épiler : mélangez 1 tasse de sucre, 1 cuillerée à soupe de miel et 1 demi-verre de vinaigre. Chauffez sans remuer jusqu'à obtenir une texture de miel épais. Lorsque c'est moins chaud, étalez sur la partie à épiler, couvrez d'un morceau de drap en coton et retirez d'un coup sec dans le sens des poils. »

 Là, le vinaigre remplace le jus de citron habituellement utilisé qui empêche le caramel obtenu d'être cassant. C'est la meilleure cire à épiler qui existe ! Procédez précautionneusement pour éviter les brûlures, et fuyez la cire si vous avez des problèmes de circulation sanguine.

 RÉCUP' ET COMPAGNIE !

Cette cire maison, quand elle tache, s'en va à l'eau : ce n'est que du caramel, il suffit de rincer... Vous pouvez ainsi laver et réutiliser les bandes de tissu !

RAMOLLIR LES CUTICULES

« Le vinaigre amollit les cuticules : elles sont ainsi plus faciles à repousser. Laissez tremper le bout des doigts pendant 5 minutes dans de l'eau chaude vinaigrée. »

 Non seulement le vinaigre amollit les cuticules, mais les ongles semblent plus blancs. Repoussez ensuite les petites peaux avec un bâton en bois, toute autre matière étant à bannir. Ceci dit, cela fonctionne aussi avec du citron. Il ne faut pas abuser de ce soin qui, à faible dose, semble embellir les ongles, mais pourrait les affaiblir s'il est effectué quotidiennement.

AVOIR DE BEAUX PIEDS

HALTE À L'ESCROQUERIE

« Le vinaigre de cidre améliore l'aspect de vos pieds : trempez de la mie de pain rassise dans du vinaigre de cidre et utilisez-la en cataplasme à garder toute la nuit maintenu par une bande de gaze sur les durillons ou cors pour les ramollir. »

Le cataplasme de vinaigre est censé avoir mille vertus – au moins ! Mais la mie de pain rassise ? C'est pour l'amidon ? Non, réellement, si ce truc fonctionne, ce serait dommage de s'en priver mais, *a priori*, un cataplasme à l'argile « tout bête », c'est-à-dire diluée dans de l'eau, sera bien plus simple à préparer !

Le vinaigre en cuisine, c'est pas que pour la vinaigrette !

On a tou(te)s une bouteille de vinaigre dans la cuisine...
Mais savons-nous exactement tout ce que nous pouvons faire avec ?

ŒUFS POCHÉS

« Le vinaigre maintient les œufs pochés entiers : ajoutez 1 cuillerée à soupe de vinaigre à l'eau de cuisson. »

 J'ai réussi à faire des œufs pochés pour la première fois de ma vie ! Ça semble idiot, mais ça marche tellement bien que je préfère les œufs pochés aux œufs à la coque, maintenant !

CUIRE LES ŒUFS DURS

« Le vinaigre empêche les œufs durs d'éclater : ajoutez 1 cuillerée à soupe de vinaigre à l'eau de cuisson. »

à vérifier Cuits plus d'un quart d'heure, les œufs n'ont pas éclaté. Mais ils se sont décolorés. Rassurez-vous, ils n'ont cependant pas « pris » le goût de vinaigre. Mais la question reste entière : est-ce que le vinaigre joue réellement un rôle dans le maintien de l'œuf durant la cuisson ? En effet, le fait que les œufs n'éclatent pas est peut-être dû à un autre facteur que le vinaigre ?

 ALERTE

Il faut savoir que l'éclatement des œufs est, le plus souvent, dû à la dilatation de la poche d'air présente dans la coquille : plus l'œuf est vieux, plus la poche est grosse, plus l'éclatement risque d'être provoqué !

CUIRE LE RIZ

« Le vinaigre ajouté à l'eau de cuisson donne un riz parfait : 1 cuillerée à café par litre d'eau suffit. »

Testé, approuvé et adopté : les Japonais ajoutent du vinaigre de riz à l'eau de cuisson de leur riz, avec un peu de sucre et de sel, et leur riz est tout simplement savoureux !

 ## RECETTE

Tarte au vinaigre

Quand nous entendons « tarte au vinaigre », nous comprenons « soupe à la grimace », non ? Pourtant, c'est une recette américaine qui mérite d'être essayée, un peu comme les frites au vinaigre : c'est différent, mais ce n'est pas mauvais.

Comment la faire ? C'est très simple : précuisez un fond de tarte en pâte sablée (du commerce ou maison) pendant 20 minutes, thermostat 6 (180°C). Pendant ce temps, mélangez 2 œufs avec 75 grammes de sucre, il faut que le mélange blanchisse et mousse. À côté, confectionnez un sirop en faisant chauffer 175 grammes de sucre mélangés à 1 cuillerée à soupe de farine, 25 centilitres d'eau et 2 cuillerées à soupe de vinaigre. Versez ensuite le sirop sur les œufs en mélangeant constamment. Remettez l'ensemble sur le feu une bonne dizaine de minutes, jusqu'à ce qu'il nappe la cuillère avec laquelle vous remuez – attention, il ne faut pas que ça bouille ! Garnissez le fond de pâte précuit avec l'appareil et remettez au four pendant 20 minutes. Laissez refroidir sur une grille. Saupoudrez de cannelle avant de servir avec de la crème fouettée et des fraises fraîches.

ODEURS DE CUISINE

HALTE À L'ESCROQUERIE

> « Le vinaigre pur absorbe les odeurs de cuisine : laissez un bol de vinaigre dans la pièce. »
> Le vinaigre absorbe les odeurs, nous sommes d'accord. Mais une grande cuisine, ouverte, c'est difficile de contenir les odeurs qui s'en échappent… Certains parlent d'une éponge dans une assiette pleine d'eau, d'autres d'un bol de bicarbonate de soude : qu'importe, chez moi, rien ne fonctionne. Le seul truc, c'est d'aérer.

SALADE DE POMMES DE TERRE

« Le vinaigre dans la salade de pommes de terre : mélangez 1 tasse de mayonnaise, 3 cuillerées à soupe de vinaigre blanc distillé, 1 cuillerée à café de sucre et 1 demi-cuillerée à café de sel. »

vrai !

C'était donc ça, le truc de la salade de patates ! J'avais essayé avec du vinaigre de cidre, et ce n'était pas trop mal – mais ce n'était pas ça. Mais oubliez tous les autres vinaigres, ils ne se marient pas du tout avec cette sauce, délicieuse aussi avec un mélange de chou et carottes râpés, ou encore dans une salade de soja avec des miettes de crabe.

CONSERVER LES OLIVES ET POIVRONS

« Le vinaigre conserve olives et poivrons presque indéfiniment au réfrigérateur. »

 Cela fonctionne avec tout un tas de légumes : cela s'appelle des *pickles* – il faut essayer avec du chou-fleur, c'est délicieux !

CUIRE LES LÉGUMES

« Le vinaigre conserve la couleur des légumes lors de la cuisson : ajoutez 1 cuillerée à café de vinaigre par litre d'eau pour cuire chou-fleur, betteraves, haricots et autres légumes. Cela permet également d'améliorer leur goût, et de réduire le risque de flatulence. »

Comment le vinaigre agit-il sur les gaz ? Grâce aux enzymes qu'il contient ! C'est pour cela que, pour la cuisson des haricots par exemple, on préférera le vinaigre de cidre, bio de préférence : non filtré, il est plus riche en enzymes. Quant au truc de la couleur, il est bien connu des Anglais !

CUIRE LES PÂTES

« Le vinaigre réduit le taux d'amidon des pâtes : elles collent moins grâce à un filet de vinaigre blanc ajouté à l'eau pendant la cuisson. »

Le vinaigre présente une intéressante alternative à l'habituel mélange huile-sel pour la cuisson des pâtes. En effet, celles-ci collent entre elles à cause du calcaire présent dans l'eau et qui réagit avec l'amidon – or le vinaigre neutralisant le calcaire… Attention au dosage, par contre, trop peu et ça colle ; trop, et le vinaigre laissera un petit goût, pas forcément désagréable selon l'assaisonnement choisi. Une cuillerée à café pour une casserole de 2 litres a donné de bons résultats.

ALERTE

Vinaigre et degré

Les bouteilles de vinaigre font toujours mention d'un degré : par exemple, 5°. Cela ne signifie absolument pas que le vinaigre titre 5° d'alcool, mais qu'il contient 5 % d'acide acétique. Le vinaigre est issu de la dégradation d'alcool, il n'en contient donc quasiment plus : on compte généralement 1,5° d'alcool maximum.

GLAÇAGE AU SUCRE

« Le vinaigre parfait le rendu du glaçage au sucre. »

 Fabriquez un sirop de sucre avec 1 demi-cuillerée à café de vinaigre et versez-le doucement sur le blanc d'œuf pendant que vous le montez en neige. Le résultat est un glaçage bien blanc et brillant !

 RECETTE

Glaçage express

Ajoutez 1 demi-cuillerée à café de vinaigre à un blanc d'œuf et mélangez vivement avec 400 grammes de sucre glace. Étalez en une fine couche dont vous pourrez accélérer le séchage en passant le gâteau 10 minutes au four à 60° C.

MERINGUES

HALTE À L'ESCROQUERIE

> « Le vinaigre rend les meringues moelleuses : ajoutez 1 cuillerée à café de vinaigre pour 3 ou 4 blancs d'œuf. »
> Une cuillerée à café de vinaigre pour quatre blancs a rendu les meringues françaises tellement moelleuses qu'elles en étaient presque trop molles à l'intérieur, mais par contre, elles étaient vraiment très craquantes à l'extérieur ! En revanche, ce truc est idéal pour la meringue italienne, qu'elle rend bien brillante.

DESSERTS À LA GÉLATINE

« Le vinaigre conserve leurs formes aux desserts à la gélatine : ajoutez 1 cuillerée à café de vinaigre à l'eau utilisée pour la gélatine. »

vrai ! mais... Allez, avouons-le : les Français ne font pas énormément de desserts à base de gélatine. Néanmoins, ce truc vaut d'être testé : ce n'est pas flagrant, la dose est plutôt délicate à maîtriser afin de ne pas laisser un goût (1 cuillerée à café pour 1 litre d'eau semble assez correcte), mais ça fonctionne.

ODEURS D'OIGNON

« **Le vinaigre fait disparaître les odeurs d'oignon de vos mains : frottez vos mains avec du vinaigre après lavage.** »

 Ça marche avec les odeurs d'ail aussi : mais attention aux petites coupures ou gerçures. Oups ! Ça pique !

BLANCS EN NEIGE

« **Le vinaigre rend les blancs en neige plus aériens : nettoyez le bol et les fouets au vinaigre avant de monter les blancs en neige.** »

 Fouetter les œufs en neige est plus délicat qu'on ne le croit et, avec le vinaigre, ça semble plus facile. Dès qu'ils blanchissent, intensifiez la vitesse, et voilà de beaux blancs bien fermes et bien brillants.

FONDS DE POTS

« **Le vinaigre dissout les restes collés de mayonnaise, ketchup et moutarde : ajoutez 1 cuillerée à soupe de vinaigre au fond des bocaux et agitez énergiquement pour récupérer les restes.** »

 Le vinaigre étant un des composants de ces produits, il est tout indiqué pour les diluer. Vous pouvez utiliser ces fonds de pots pour confectionner une vinaigrette, même si une sauce au ketchup peut sembler étrange – mais dans une mayonnaise, avec un trait de whisky, un reste de ketchup se marie superbement avec les crevettes !

CUIRE LE POISSON

« Le vinaigre aide le poisson à se maintenir entier lors de la cuisson au court-bouillon : ajoutez 1 cuillerée à café de vinaigre par litre d'eau. »

Le fait que le poisson se délite ou non à la cuisson vient de son type : il convient de demander conseil à son poissonnier. Par contre, le filet de vinaigre améliore son goût, son apparence et son parfum : il ne faut pas hésiter à essayer !

ATTENDRIR LA VIANDE

« Le vinaigre attendrit la viande en même temps qu'il en détruit les bactéries : faites mariner la viande toute la nuit – préférez le vinaigre de cidre. »

Il faut parfois être clair : il y a « viande » et « viande ». Pour un steak, cette recette est déplorable : le vinaigre « précuit » la viande, qui devient gélatineuse, impossible à saisir, collante... Et au goût, ce n'est guère mieux ! Par contre, c'est tendre, y'a pas à dire. Donc, peut-être que marinée avec du vinaigre et des épices puis camouflée dans un ragoût selon une authentique recette du XIVe siècle, une vieille semelle pourra impressionner quand même quelques convives médiévo-nostalgiques ; mais aujourd'hui, nous avons des frigos pour conserver la viande, et des marteaux attendrisseurs aussi et c'est parce qu'elle était nécessaire que cette évolution a vu le jour. Verdict ? Beurk !

ADOUCIR UN PLAT

« Le vinaigre atténue le goût d'un plat trop relevé : ajoutez 1 cuillerée à café de vinaigre, goûtez, ajoutez davantage de vinaigre si nécessaire. »

 Le vinaigre atténue un peu le goût « piquant » de certaines épices sur lesquelles vous avez eu la main (trop) lourde ; mais attention au dosage, car on le sent très vite ! Ajouter un peu de sucre avec le vinaigre aide tout de même beaucoup !

ÉCONOMIQUE ET ÉCOLOGIQUE !

Si le plat trop épicé est un plat exotique, essayez la noix de coco râpée.

ÉCALER LES ŒUFS DURS

HALTE À L'ESCROQUERIE

« Le vinaigre rend les œufs durs plus faciles à écaler : ajoutez 2 cuillerées à soupe de vinaigre par litre d'eau de cuisson. »

Une fois refroidis, les œufs durs sont plus faciles à écaler si vous les roulez sur la table de façon à « écraser » la coquille : il n'y a plus qu'à déchirer la membrane qui protège l'œuf et le tour est joué ! Le vinaigre, avouons-le, n'a dans ce cas qu'un rôle insignifiant à jouer.

NETTOYER SALADE ET LÉGUMES

« Le vinaigre facilite le nettoyage de la salade ou des légumes : ajoutez 2 cuillerées à soupe de vinaigre par litre d'eau de lavage, cela élimine les éventuelles limaces et insectes et facilite le rinçage. »

vrai ! mais.. Effectivement, un filet de vinaigre dans l'eau de lavage ne fait pas de mal. Il semble que cela économise de l'eau aussi, puisque le rinçage est facilité : davantage d'impuretés restent dans l'évier. Est-ce plus efficace contre les petits parasites ? Il semble aussi, mais rien ne tend à le prouver. C'est un truc facile et économique à essayer, mais vous pouvez vous en passer.

ASPECT DES LÉGUMES

« Les légumes rincés au vinaigre noircissent moins vite. »

vrai ! mais.. Les fruits ou légumes qui noircissent s'oxydent. Pour empêcher cela, on utilise habituellement du jus de citron. Vous pouvez effectivement, en cas de panne de citron, utiliser du vinaigre. Certains fruits y gagnent même en goût, surtout ceux qui sont destinés à une salade de fruits ! Par contre, préférez un vinaigre de cidre doux au vinaigre blanc, trop agressif au goût !

PANNE D'ŒUF

« Le vinaigre peut remplacer un œuf : s'il n'en manque qu'un pour confectionner un gâteau, remplacez-le par 1 cuillerée à café de vinaigre dans 20 centilitres de lait. Le gâteau sera aussi plus léger. »

 vrai ! mais... Pour une brioche très riche, il faut 6 œufs. La version avec 5 œufs plus un substitut à base de vinaigre et lait n'est pas plus légère, mais en revanche, c'est vrai, l'œuf fictif remplit bien son rôle. L'idéal, c'est quand on n'a que trois œufs au lieu de quatre. En deçà, mieux vaut dégainer sa calculette et sa règle de trois !

CONSERVER LE FROMAGE

« Le vinaigre prolonge la conservation du fromage. »

à vérifier Ok, ce truc-là – conserver le fromage dans un linge humidifié d'eau vinaigrée et bien essoré – n'est pas pour moi. Beurk ! Peut-être pour les fromages frais et encore ! Non, je ne veux rien de mouillé sur mon fromage, et encore moins d'une odeur de vinaigre. Je vous laisse essayer celui-là, moi, j'ai atteint mes limites !

REMPLACER LE VIN BLANC

« Le vinaigre peut remplacer le vin blanc dans une sauce : mélangez 1 tiers de vinaigre à 2 tiers d'eau et ajoutez un peu de sucre. »

vrai ! Incroyable ! Dans un risotto ou un osso-bucco, 1 morceau de sucre, 1 cuillerée à soupe de (bon) vinaigre et autant d'eau remplacent idéalement le vin blanc ! Je ne l'aurais jamais cru !

CONSERVER LES FRUITS

« Le vinaigre retarde le pourrissement des fruits : il suffit de les laver puis de les essuyer avec un torchon humidifié de vinaigre. »

vrai ! mais... Grâce à ses propriétés antibactériennes, le vinaigre peut ralentir le pourrissement des pommes, mais dans ce cas, difficile de mesurer exactement l'efficacité d'un tel truc.

RÉCUP' ET COMPAGNIE !

Le vinaigre des cornichons est récupérable : vous pouvez l'utiliser pour conserver des poivrons, par exemple. Ce truc était bien connu de nos grands-mères qui allaient à l'économie ! Vous pouvez aussi y mettre des morceaux de concombre, carotte ou chou-fleur pour vous faire des pickles maison bien parfumés !

OUVRIR LES HUÎTRES

HALTE À L'ESCROQUERIE

« Le vinaigre est utile pour ouvrir plus facilement des huîtres : remplissez une cuvette d'eau additionnée de 2 cuillerées à soupe de vinaigre et plongez-y les huîtres. » Bon, soit six huîtres plongées dans l'eau vinaigrée et six autres, laissées à part : de chaque côté, il y en a des faciles à ouvrir et d'autres non. Le vinaigre n'aide donc en rien. Par contre, les huîtres plongées dans l'eau vinaigrée ont conservé leur eau... Plutôt intéressant, non ?

Au royaume des coccinelles

Le jardin est un des endroits de la maison où il est le plus important qu'économie rime avec écologie !

ÉLOIGNER LES PARASITES

« Le vinaigre protège les plantes des parasites : vaporisez les feuilles avec de l'eau additionnée de vinaigre (2 cuillerées à café par litre d'eau). »

vrai ! mais... Tout est question de proportions : le vinaigre peut en effet « brûler » les plantes... N'utilisez que 1 cuillerée à café de vinaigre par litre d'eau et vaporisez à nouveau si cela reste sans effet – car non, l'effet du vinaigre sur les parasites n'est pas prouvé. D'autres produits naturels, comme l'huile de neem ou le savon noir, sont très efficaces selon le problème rencontré.

DÉSHERBANT

« Le vinaigre est un bon désherbant : aspergez les mauvaises herbes avec du vinaigre pur. »

vrai ! mais... Le vinaigre seul va glisser des feuilles aspergées. Il faut donc le mélanger avec un peu d'alcool et de savon liquide. Il faut environ 1 cuillerée à soupe d'alcool et 1 de savon pour 1 litre de vinaigre de ménage à 14° – le vinaigre habituel à 5° ne sera pas assez fort. Attention ! Ce mélange va se contenter de brûler les feuilles sur lesquelles il est pulvérisé, la plante ne sera pas entièrement détruite, sauf si elle est fragile. Faites donc très attention à ne pas vaporiser un jour de vent au risque de retrouver les plantes alentour entièrement brunes. Attention aussi à ne pas verser sur la terre : ce mélange peut le « déstabiliser ».

HERBICIDE

« Le vinaigre est un bon herbicide, notamment en ce qui concerne les plantes qui poussent entre les dalles du jardin. Il suffit d'utiliser le vinaigre bouillant dilué à 50 % avec de l'eau. »

vrai ! mais... L'eau bouillante, ou l'eau bouillante de cuisson des pommes de terre ou des pâtes, brûle les racines des herbes indésirables. Le vinaigre chaud les brûlera aussi. Mais il est à craindre que le sol soit ensuite infertile : réservez ce traitement à une allée par exemple.

HALTE À L'ESCROQUERIE

« Le vinaigre comme engrais : 1 part de sucre, 1 de vinaigre et 8 d'eau pour arroser les plantes en pot. »
Il est étonnant de lire que le vinaigre peut être utilisé à la fois comme désherbant et comme engrais... Eh bien, eh bien, voilà : en vérité, ça ne fonctionne pas ! Bien sûr, le vinaigre peut établir un pH idéal pour une plante, mais en aucun cas il ne va la nourrir, car il n'a aucun nutriment nécessaire à lui apporter. On dit que le sucre favorise le développement des plantes : *a priori*, il favorise surtout celui des bactéries et champignons indésirables... Donc, non, le vinaigre n'est pas une bonne idée en tant qu'engrais, mais il peut être utilisé pour acidifier un sol.

CONSERVER LES FLEURS COUPÉES

« Le vinaigre prolonge la vie des fleurs en vase : 2 cuillerées à café par litre d'eau. En plus, il évite la ligne de calcaire ! »

 Il y a fleurs coupées et fleurs coupées : certaines aiment avoir très peu d'eau, d'autres beaucoup. Et certaines aimeront une eau dure, et d'autres pas ! Ici, le vinaigre ne doit intervenir que pour adoucir une eau trop calcaire pour des plantes qui ne l'aiment pas. Mais dans ce cas, c'est vrai, la ligne de calcaire n'apparaît pas !

C'EST À VOIR, À VOIR QU'IL VOUS FAUT

Le vinaigre abat les montagnes
D'après Tite-Live (un historien qui a vécu à l'époque du Christ), pour passer les Alpes, Hannibal a fait chauffer la pierre et l'a fait tremper dans du vinaigre, ce qui l'aurait aplatie devant les armées carthaginoises. À vrai dire, il se serait plutôt agi d'un éboulement que d'une montagne, et le dégagement de cet éboulement aurait été dû au choc chaud/froid qui aurait fait éclater la roche plutôt qu'à une dissolution au vinaigre chaud. N'empêche : depuis, le vinaigre est entré dans la légende...

ALCALINITÉ DE LA TERRE

HALTE À L'ESCROQUERIE

« Le vinaigre pour tester l'alcalinité d'une terre de jardin : versez un verre à moutarde de vinaigre dans un bol rempli de terre. Si ça mousse, la terre est alcaline. »

À part si le sol testé est en sable pur, la réaction du vinaigre avec la terre est tellement ténue qu'elle est très difficile à discerner... L'idéal est de faire deux tests en même temps. Utilisez le même volume de terre à chaque fois dans un contenant transparent. Préparez à part 1 volume de vinaigre et 1 volume de bicarbonate de soude dilué dans de l'eau. Versez le bicarbonate dans un pot de terre et le vinaigre dans l'autre. Remuez doucement. Si le contenant plein de vinaigre présente des bulles à la surface, c'est que la terre est alcaline – et *vice versa*, si le contenant du bicarbonate mousse, c'est que la terre est acide. Voilà comment vous pourrez savoir s'il vaut mieux planter des œillets ou des bruyères !

LINER DE LA PISCINE

« Le vinaigre nettoie la ligne d'eau du *liner* de la piscine : utilisez une éponge avec du vinaigre pur. »

vrai ! mais... Le *liner* qui étanchéifie la piscine peut parfois présenter une « ligne » due au calcaire. Normalement, les produits utilisés pour l'entretien du bassin sont prévus pour que ça n'arrive pas. Peut-être le produit n'est-il pas adapté ? Vous pouvez effectivement en venir à bout avec un vinaigre à 14°, mais attention au matériau du *liner*, il peut être sensible !

NETTOYER LES POTS DE FLEURS

« Le vinaigre détache les pots de fleurs : frottez les traces avec une éponge grattante imbibée de vinaigre – si le pot est vide, faites-le tremper directement dans l'eau vinaigrée pendant 1 heure avant de gratter. Rincez soigneusement. »

vrai !
mais. Sur pots très tachés, il faut faire tremper 2 heures puis frotter avec une éponge grattante imbibée de vinaigre pur – ou encore mieux, une brosse –, mais le résultat est bluffant, les pots sont comme neufs ! Même les traces jaunes disparaissent : en fait, ce sont des auréoles de calcaire colorées par la terre... Donc le vinaigre les dissout très bien, ce qui ne semblait pas forcément acquis avec un matériau poreux !

MOBILIER DE JARDIN

« Le vinaigre enlève les algues vertes qui tachent le mobilier de jardin en plastique : passez les meubles au vinaigre pur. »

vrai !
mais. Attention à vos meubles, faites un test – par exemple en dessous d'une chaise – avant d'attaquer ce travail un peu fastidieux : certaines résines et certains plastiques réagissent mal au vinaigre. Et une fois que vous aurez bien frotté avec une éponge ou une brosse dure, n'oubliez pas de rincer les meubles au jet ! Oubliez l'éponge grattante : elle risque de rayer le plastique qui deviendra ensuite impossible à laver !

 ENTRETIEN DU MATÉRIEL

Passez tous les coussins et garnitures en tissu de vos meubles de jardin à la machine à laver avec un verre de vinaigre blanc : ils contiennent peut-être des algues eux aussi et pourraient re-contaminer les meubles !

Le vinaigre dans de beaux draps

Comme il lutte contre le calcaire, le vinaigre a forcément sa place près de la machine à laver : mais détartrer la machine est-il son seul atout ?

JOINT DE LAVE-LINGE

« Le vinaigre retape le joint de la machine à laver : passez une éponge humidifiée d'un mélange d'eau et de vinaigre après chaque lavage pour éviter les moisissures. »

vrai ! mais... Avouons-le : ça marche aussi sans vinaigre. Si vous le faites depuis toujours ! Par contre, c'est bien utile si vous vous êtes fait avoir en laissant passer le temps...

ÉCONOMIQUE ET ÉCOLOGIQUE !

Ajoutez du citron au vinaigre pour « désodoriser » le caoutchouc qui sent le rance et laissez la porte entrouverte : c'est très important que le joint sèche bien sans être « enfermé ».

LESSIVE MAISON

« Le vinaigre dans la lessive maison : 150 grammes de savon de Marseille râpé, 150 grammes de cristaux de soude, 150 grammes de bicarbonate de soude en poudre, 150 millilitres de vinaigre blanc, 2 litres d'eau, 3 à 4 cuillerées à café d'huile essentielle. Faites fondre le savon de Marseille dans l'eau chaude. Une fois le mélange homogène, retirez-le du feu et ajoutez-y le reste des ingrédients un par un en mélangeant doucement pour éviter la mousse. »

Soyons très honnêtes : en dépannage, cette recette est plutôt pas mal si vous n'y mettez pas le vinaigre ! Mais le savon de Marseille finit par former une gélatine qui obstrue irrémédiablement les tuyaux de la machine à laver – surtout si elle est verticale. C'est pour ça qu'il ne faut pas mettre le vinaigre dans la recette, mais qu'il faut l'utiliser après : tout en assouplissant le linge, le vinaigre nettoiera les résidus de savon. N'utilisez qu'une demi-dose de cette lessive et renforcez l'action avec des balles de lavage.

 ALERTE

Le mélange vinaigre-savon est très difficile, voire impossible à prendre, le vinaigre tendant plutôt à « manger » le savon qui se décompose assez rapidement.

DÉTARTRER LE FER À REPASSER

« Le vinaigre détartre le fer à repasser : remplissez le réservoir de vinaigre blanc, mettez le fer sur position "vapeur" et "videz" le réservoir. Rincez à l'eau claire. »

La plupart des fers à repasser modernes intègrent un filtre à calcaire. Sinon, c'est qu'il faut utiliser de l'eau déminéralisée. Mais parfois, on récupère un vieux fer entartré... Et miracle, le vinaigre le détartre complètement, c'est magique ! Bon, maintenant, y'a plus qu'à utiliser de l'eau déminéralisée, parce qu'à force, le calcaire risque de complètement abîmer le fer qui finira par tomber en panne.

RAVIVER LE NOIR

« Le vinaigre ravive les vêtements noirs : ajoutez 1 cuillerée à soupe de vinaigre à la lessive. »

J'ai teint un foulard blanc en noir. Avant même le premier lavage, j'ai fait des taches de peinture acrylique noire dessus. Je fais le test en faisant tremper le tout une nuit dans une bassine d'eau chaude avec 20 % de vinaigre : résultat bluffant ! Au moment du rinçage, panique : l'eau est noire et n'en finit pas de dégorger... Mais au final, le noir est plus noir – les taches ne sont pas parties, mais là où la peinture avait collé le tissu, c'est tout décollé, et ça, c'est pas rien, parce que jusqu'ici, je n'avais jamais réussi à « dissoudre » ce type de peinture une fois sèche... Un tour en machine, pour voir ? L'écharpe est nickel, même s'il faudrait un autre lavage pour venir totalement à bout de ces taches de peinture que je croyais indélébile !

BRILLANT DU SATIN

HALTE À L'ESCROQUERIE

« Le vinaigre prolonge l'éclat et le brillant du satin : passez un chiffon humidifié d'une solution de vinaigre à 20 % sur l'envers du tissu. »

Le problème vient de la composition du satin : coton, soie, synthétique ? Quoi qu'il en soit, il faut le laver à la main de préférence, et ne pas utiliser de vinaigre pur – il vaut même mieux le diluer dans l'eau de rinçage, avec un demi-sucre... Pourquoi ? Il faut essayer pour voir ! Et surtout, pas de séchage au soleil !

ADOUCISSANT

« Le vinaigre est un bon adoucissant : remplacez simplement la quantité d'adoucissant par du vinaigre. »

vrai ! mais... Oui, le vinaigre est un bon adoucissant. Le bicarbonate aussi. Ça dépend de la dureté de l'eau, en fait (eau dure, utilisez du vinaigre ; eau douce, du bicarbonate). Avec le vinaigre, le linge est plus souple et gonflé et tout ça, mais il ne sent pas bon le linge propre – bien heureusement, une douzaine de gouttes d'huile essentielle de lavande remédient facilement à ça !

ENTRETENIR LE FER À REPASSER

« Le vinaigre prévient l'entartrage du fer à repasser : ajoutez environ 5 % de vinaigre dans le réservoir d'eau du fer. »

vrai ! mais... Remontez au truc concernant le détartrage du fer : soit votre fer a un filtre et il n'y a pas besoin de vinaigre, soit il n'en a pas et il faut utiliser de l'eau déminéralisée. Par contre, un peu de vinaigre peut aider à désodoriser du linge resté trop longtemps au placard, par exemple...

PRÉLAVER LE LINGE

« Le vinaigre, utilisé comme produit de prélavage, vient à bout des taches de fruit, confiture, herbe, maquillage ou café. »

vrai ! mais... Le vinaigre est utilisé comme fixateur pour les teintures. Mais il viendrait à bout de certaines taches ? Voyons voir... La confiture part, l'herbe aussi, le rouge à lèvres non, la tache de cassis passe du rouge au bleu, thé et café disparaissent. La morale de cette histoire ? Qui ne tente rien n'a rien !

NETTOYER LE LAVE-LINGE

« Le vinaigre nettoie le lave-linge : lancez un programme à vide avec 2 verres de vinaigre blanc. »

vrai ! mais... Si l'eau est très calcaire, un nettoyage régulier (selon l'usage de la machine) sera nécessaire, mais l'idéal est d'entretenir la machine à chaque lessive. S'il s'agit d'une machine « récupérée », ce type de nettoyage permet en plus de désodoriser la machine et de la débarrasser d'éventuelles bactéries ou moisissures : attention toutefois à l'état des joints avant de mettre le vinaigre – utilisez celui-ci déjà dilué avec la même quantité d'eau.

TACHE DE BOUGIE

« Le vinaigre répare les dégâts provoqués par une bougie qui a coulé sur la nappe : il suffit de ramollir la cire avec un sèche-cheveux et en absorber le plus possible grâce à du papier absorbant. Trempez ensuite dans un mélange chaud à parts égales d'eau et de vinaigre. Frottez et mettez en machine. »

vrai ! mais... En fait, il est conseillé de laisser tremper la tache dans le vinaigre pur durant 1 heure ou 2, pour que le vinaigre « attaque » la cire...

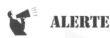 **ALERTE**

Attention, si le vinaigre enlève les taches de cire de bougie, ça marchera aussi sur les cires que vous ne voulez pas enlever : parquets, carrosserie, etc.

CHEWING-GUM

« Le vinaigre est votre allié contre le vilain accident de chewing-gum : il faut d'abord congeler l'objet du délit – soit avec un glaçon, soit directement au congélateur – afin de pouvoir en enlever la plus grande partie possible en grattant. Ensuite, faites tremper dans le vinaigre chaud pour dissoudre le reste de la tache avant de mettre en machine à laver. »

Bon, le coup du chewing-gum au congélo, déjà, ça en enlève une énorme partie. Mais le coup du vinaigre : waow, ce coup de bluff ! Le chewing-gum pèle, il n'y a plus qu'à tirer dessus, il ne reste plus rien ! Et encore, le vinaigre que j'ai utilisé était froid. J'ai laissé tremper pendant 1 heure. J'aimerais bien pouvoir utiliser ce truc pour le chewing-gum dans les cheveux de la petite dernière, mais je ne garantis rien !

TACHE DE VIN ROUGE

HALTE À L'ESCROQUERIE

« Le vinaigre – comme le vin blanc – vient à bout des taches de vin rouge : mélangez un quart de vinaigre, un quart d'alcool ménager et une moitié d'eau, versez sur la tache pour la décolorer et lavez le plus rapidement possible. »
Le vinaigre pour remplacer le vin blanc dans une recette, avec du sucre et de l'eau, ça fonctionne ! Mais pour la tache de vin rouge… Non, ça ne fonctionne pas – *a priori* parce que le vinaigre ne contient pas d'anthocyane.

TROUS D'OURLET

« Le vinaigre fait disparaître les petits trous laissés le long de l'ourlet : humidifiez un chiffon avec du vinaigre blanc distillé, et placez-le sous le tissu avant de repasser. »
Il faut être très honnête, là : quel genre de personne peut voir ces petits trous ? Il faut vraiment être complètement maniaque pour être dérangé par ce genre de chose qui, de toute façon, disparaîtra au lavage... Non ?

ODEUR DE TABAC

« Le vinaigre détruit l'odeur de tabac froid des vêtements : il suffit de les pendre au-dessus d'une bassine pleine d'eau très chaude additionnée de vinaigre. »

vrai !
mais. Le vinaigre désodorise parce qu'il est antiseptique – ça ne veut pas dire qu'il ôte vos doutes quant à son efficacité, mais qu'il tue les bactéries responsables des mauvaises odeurs. En tout cas, ce truc, il marche lorsqu'il est appliqué dans un endroit « confiné », comme une cabine de douche, mais l'idéal est d'aérer le vêtement, puis de le vaporiser avec un mélange de vinaigre (20 %), d'eau et d'huile essentielle (lavande, eucalyptus ou menthe). Rien ne vaut un bon passage en machine, quoi qu'il en soit.

BRÛLURE DE FER À REPASSER

HALTE À L'ESCROQUERIE

« Le vinaigre efface les traces de brûlure de fer à repasser : frottez la tache avec une solution chaude à parts égales de vinaigre blanc distillé et de sel. Si cela ne fonctionne pas, utilisez du vinaigre chaud pur. »

Soit la délicate silhouette d'une semelle de fer à repasser en jaune sur un drap blanc : tout d'abord, la crainte de l'abîmer avec un mélange vinaigre + sel se fait sentir ! Oui, le sel, avec le vinaigre, ça donne un peu d'acide chlorhydrique, tout de même – bon, enfin, c'est dilué, n'ayons pas peur. Tout d'abord humidifier légèrement… Là, tapoter un peu… Ça ne marche pas. Rajouter un peu de la solution. Puis beaucoup. Laver carrément. Recommencer en brûlant un autre bout de drap (au point où il en est). Finir avec du vinaigre pur, chaud. De la lessive. Rien. Peut-être de l'eau oxygénée ?

ODEUR DE MOISI

HALTE À L'ESCROQUERIE

« Le vinaigre enlève l'odeur de moisi du linge : refaites un cycle de lavage avec un verre de vinaigre à la place de la lessive. »

Si l'odeur n'est pas très forte, un passage au sèche-linge après avoir vaporisé un mélange de vinaigre (20 %), d'eau et quelques gouttes d'huile essentielle (lavande, eucalyptus ou menthe) suffit. Sinon, juste le rinçage au vinaigre et l'essorage sont suffisants.

PELUCHES DE LINGE

« Le vinaigre empêche les peluches de se déposer sur le linge : ajoutez un verre de vinaigre au rinçage. »

 L'électricité statique ne touche que les vêtements en matières synthétiques. C'est à cause d'elle que les peluches « accrochent » : trier le linge et lui faire faire un cycle approprié est un bon début. Et, effectivement, le vinaigre semble « couper » l'électricité statique... Pourquoi ? Aucune idée, mais ça marche ! Il faut vraiment nettoyer le caoutchouc, même à l'intérieur après, et le filtre aussi, parce que... Ben oui, il faut bien qu'elles aillent quelque part, ces peluches abandonnées !

TACHE DE MOUTARDE

« Le vinaigre additionné de lait efface certaines taches (moutarde). »

 Soyons honnête : la tache de moutarde disparaît même sans le lait !

TACHE D'ENCRE

HALTE À L'ESCROQUERIE

« Le vinaigre décolore les taches d'encre quand elles sont fraîches. »

Il y a encre et encre, impossible de tout tester ! Mais il faut essayer cette expérience : dans un bocal, versez le contenu d'une cartouche d'encre bleue, les effaçables des stylos plume d'écolier. Ajoutez 0,5 litre d'eau bouillante : l'encre disparaît. Ajoutez un jet de vinaigre, l'eau redevient bleue. Saupoudrez de bicarbonate de soude, l'encre disparaît à nouveau. Alors ? Alors dans le cas de ce type de tache, évitez le vinaigre !

DÉFROISSER LE LINGE

HALTE À L'ESCROQUERIE

« Le vinaigre défroisse le linge qui sort du sèche-linge : vaporisez les vêtements avec une solution à 25 % de vinaigre dilué dans l'eau et laissez sécher. »

D'abord sceptique, j'essaie… Ça fonctionne ! Pas si le linge est très froissé, mais ça fonctionne ! Par contre, du coup, il faut le re-sécher et en hiver, c'est plus long qu'un petit tour au minimum dans le sèche-linge : là, ça marche vraiment, et bien en plus ! Donc ? On laisse tomber…

TRANSPIRATION

« Le vinaigre enlève auréoles et odeurs de transpiration sur les T-shirts : imbibez le vêtement de vinaigre pur avant le passage en machine. »

Parfois, c'est le déodorant qui forme une croûte jaune un peu rigide sur les T-shirts... Qu'importe, le vinaigre, avec ses propriétés antibactériennes, vient à bout des odeurs de transpiration, et la tache s'en va, comme par miracle !

EXCÈS DE MOUSSE
HALTE À
L'ESCROQUERIE

« Le vinaigre diminue la mousse due à un excès de lessive dans la machine : ajoutez un verre de vinaigre immédiatement. »
Cela fait un paquet d'années maintenant que les bacs à lessive sont amovibles : dès que vous vous rendez compte de votre erreur, videz-le ! C'est trop tard, la machine est lancée ? Dans ce cas, comment voulez-vous ajouter le vinaigre ? Un truc à garder pour les vieilles machines, ou certaines à chargement sur le dessus... Et encore faut-il n'avoir aucune autre solution, vu qu'ajouté au liquide vaisselle, le vinaigre n'a aucun effet sur la mousse !

BLANCHIR
LES VÊTEMENTS

**« Le vinaigre blanchit les vêtements jaunis : faites-les
tremper toute une nuit dans une eau vinaigrée à 10 %
avant le passage en machine. »**

**vrai !
mais...** Le vinaigre déjaunis lorsque le jaunissement est léger,
mais surtout uniforme, ce qui n'est pas toujours le cas.
Si le blanchissement a échoué, n'hésitez pas à teindre les draps ou
autres linges jaunis avec du thé.

ÉCONOMIQUE ET ÉCOLOGIQUE

La teinture au thé : comptez 100 grammes de thé noir et
2 cuillerées à soupe de sel pour 5 litres d'eau – plongez le
linge déjà mouillé dans les ingrédients mélangés, portez à
ébullition et laissez bouillir pendant 15 minutes. Si la teinte
obtenue n'est pas satisfaisante, laissez refroidir et recommencez. Rincez et faites sécher à l'abri de la lumière.

TACHE DE SANG FRAIS

HALTE À

L'ESCROQUERIE

**« Le vinaigre enlève les taches de sang frais : versez du
vinaigre blanc pur sur la tache. Laissez agir pendant
15 minutes, puis lavez immédiatement. »**
Le truc, c'est de ne pas cuire le sang : il faut rincer à grande
eau froide avant de laver. Mais pas de vinaigre directement
sur le sang : comme il contient du fer, la tache serait fixée !

DÉSODORISANT

« Le vinaigre comme ingrédient d'un désodorisant textile : faites dissoudre une douzaine de gouttes d'huile essentielle de lavande, par exemple, dans 0,5 litre de vinaigre. Mélangez avec 0,5 litre d'eau et utilisez en vaporisant le mélange directement. »

vrai ! mais... Impossible de dissoudre une huile essentielle dans du vinaigre – dans de l'alcool, éventuellement, mais pas dans du vinaigre, ni dans de l'eau. Il faut donc utiliser un solubilisant que vous trouverez dans le commerce, au rayon des huiles essentielles (en magasin bio en tout cas). Le vinaigre agira comme un déodorisant, l'huile essentielle parfumera.

TRACES DE SEL

HALTE À

L'ESCROQUERIE

« Le vinaigre efface les traces de sel sur les chaussures : tamponnez-les avec une solution à 20 % de vinaigre dans de l'eau. Faites sécher soigneusement. »
Le cuir est fragile. Le lait de toilette pour bébé préservera les chaussures plus longtemps : en effet, l'eau vinaigrée risque, à la longue, de « cartonner » le cuir.

RENFORCER LES BAS ET COLLANTS

« Le vinaigre rend les bas plus résistants : laissez tremper les bas et collants une nuit dans une eau vinaigrée à 10 %. Séchez sans rincer. »

à vérifier De quelle époque date cette astuce ? Je veux dire : je pense que ça doit dépendre de la qualité des collants, parce que chez moi, ça n'a rien changé du tout. J'ai même l'impression que ça n'a pas fait que du bien à la partie élastique de la taille... Je n'ose même pas imaginer ce que ça donne sur les bas qui tiennent tout seuls. Mais ce type d'expérience est très subjective et tellement de choses entrent en compte (comme le partage de son logement avec un colocataire félin, par exemple) que je ne saurais vous recommander d'essayer vous-même, si le cœur vous en dit, pourquoi pas ! Mais pas sur votre paire de bas préférée, hein, promis ?

RAVIVER LES COULEURS

« Le vinaigre empêche les couleurs de dégorger : ajoutez un verre de vinaigre à une bassine d'eau et trempez-y le linge neuf durant une nuit avant de le laver ou ajoutez directement un verre de vinaigre à la lessive. »

 vrai ! Alors là, mystère : paradoxalement, le vinaigre fait dégorger la couleur, mais la rend aussi plus éclatante. Je donne ma langue au chat.

ÉLECTRICITÉ STATIQUE

« Le vinaigre évite l'électricité statique dans le sèche-linge : ajoutez un chiffon humidifié de vinaigre pur et d'huile essentielle directement dans le tambour. »

 Vous avez oublié de sortir le linge du sèche-linge ? Pas de souci : testons le coup du chiffon imbibé de vinaigre et d'huile essentielle ! Une petite demi-heure plus tard, le linge sort défroissé et parfumé, sans électricité statique. Ça marche ! Super !

Éponge et plumeau : le vinaigre fait bon ménage !

L'emploi le plus connu du vinaigre concerne le ménage. Le vinaigre nettoie-t-il vraiment tout ? Est-ce réellement le produit d'entretien ultime ? Est-il effectivement universel ?

TRACES DE ROUILLE

« Le vinaigre nettoie les traces de rouille. »

 vrai ! mais... Traces de rouille sur carrelage poreux : il a fallu s'y reprendre à deux fois et laisser agir une demi-heure, et en frottant avec une brosse, ça a fini par partir. Trace de rouille sur un évier : un coup d'éponge imbibée de vinaigre de ménage, et l'évier est comme neuf ! Rouille sur un chiffon : si la trace est fraîche et légère, ça part, mais sur certains types de tissus, c'est très difficile ! Voire ça fixe la tache ! Verdict : essayez autre chose.

 ÉCONOMIQUE ET ÉCOLOGIQUE !

Pour les taches de rouille sur les vêtements, mon pressing utilise l'acide oxalique, un produit que vous trouverez assez facilement en droguerie. Pour les dalles en pierre ou le ciment, un mélange de jus de citron et de sel à parts égales fonctionne bien, même s'il faut tout de même frotter ! Et il faut que la tache soit « fraîche », les taches incrustées demandent des produits très costauds !

BRÛLURES DE CIGARETTE

« Le vinaigre enlève les traces de brûlure de cigarette : frottez avec un chiffon imbibé de vinaigre. »

vrai ! mais... Comme pour la trace laissée sur un drap en coton par un fer à repasser, le vinaigre ne fonctionne pas... Ou alors sur une brûlure très légère. Par contre, sur le tissu, surtout s'il est pelucheux, un bon truc qui marche bien, c'est de frotter la brûlure avec un morceau de sucre : ses grains vont « râper » le tissu là où il est fragilisé et, du coup, la brûlure se voit beaucoup moins ! De même sur le bois, le lino, etc. mais on ne peut qu'atténuer la trace en la ponçant finement.

ÉCONOMIQUE ET ÉCOLOGIQUE

Sur du coton blanc, l'eau oxygénée va atténuer la tache de brûlure, mais attention, seuls les tissus résistants supportent ce traitement !

NETTOYER LA MOQUETTE

« Le vinaigre nettoie la moquette : frottez la tache avec un mélange à 25 % de vinaigre dans de l'eau gazeuse de l'intérieur vers l'extérieur pour éviter la formation d'une auréole. Rincez à l'eau. »

vrai ! La couleur est ravivée, les poils regonflés... Certaines taches vont devoir être brossées deux fois, mais le résultat en vaut la peine ! Ce truc fonctionne aussi avec les velours ras, ce qui peut être génial pour détacher une veste, ou un manteau. L'odeur de vinaigre s'évapore très vite.

ODEUR DE VOMI

« Le vinaigre enlève l'odeur de vomi : après avoir nettoyé, imbibez la tache avec un mélange de 25 % de vinaigre dans de l'eau. Frottez énergiquement. Laissez agir pendant 15 minutes et épongez soigneusement. »

vrai !
mais... Le vinaigre est un bon désodorisant. Mais parfois, avec certaines odeurs, il faut vraiment frotter, ou s'y reprendre à deux fois – encore cela dépend-il de la nature du matériau souillé :
• Si c'est sur de la moquette, mélangez à volume égal avec de l'eau gazeuse.
• Si c'est sur du bois, préférez le bicarbonate de soude en couche épaisse, mélangé à volume égal avec de l'amidon de maïs. Lorsque c'est sec, aspirez soigneusement et passez au vinaigre, puis nourrissez et traitez.
• Si c'est sur du lino, passez la serpillière puis rincez avec un mélange à parts égales d'eau chaude et de vinaigre.

PÂTE À RÉCURER

« Le vinaigre dans une recette de pâte à récurer : mélangez farine et sel à parts égales, ajoutez du vinaigre jusqu'à obtention d'une pâte onctueuse. Frottez les surfaces sales puis rincez. Efficace aussi sur le cuivre. »

vrai !
mais... Une pâte à récurer aussi simple ? Ça ne prend que quelques secondes à faire, c'est extrêmement facile ! Problème : ça ne se conserve pas. Mais aucun souci, vous pouvez facilement en faire une toute petite quantité ! Super pour les taches récalcitrantes sur la cuisinière, les casseroles en cuivre qui brillent ensuite d'un doux éclat... C'est vraiment une recette bluffante ! À essayer partout où la saleté s'est incrustée, du moment que le matériau est solide : en réalité, le sel agit comme un « peeling » et ça récure !

DÉTARTRER LE CUIT-VAPEUR

« Le vinaigre détartre le cuit-vapeur : remplissez le réservoir d'un mélange composé de 3 verres de vinaigre par litre d'eau. Mettez en route et laissez agir une demi-heure. Rincez. »

 Là, tout dépend de votre modèle de cuit-vapeur : il faudra peut-être le mettre en route une demi-heure « à vide », avec juste l'eau vinaigrée... Et rincer ensuite deux fois, pour que l'odeur du vinaigre s'en aille ! Attention, encore une fois, à vérifier l'état des joints et plastiques avant de traiter : s'ils sont endommagés, il faudra réduire la teneur du mélange de détartrage en vinaigre.

ODEURS DE CANALISATIONS

« Le vinaigre combat les mauvaises odeurs des canalisations : préparez des glaçons avec du vinaigre pur. Chaque semaine, déposez un glaçon dans les canalisations, sans oublier les toilettes. »

 Le vinaigre supporte assez bien la congélation. Il faut le laisser au moins 12 heures au congélateur pour qu'il fige correctement, mais il sera ensuite très facile à conserver. De la même façon, il faut déposer les glaçons le soir, afin de leur laisser le temps de bien décongeler : toute la nuit semble parfait !

RESSUSCITER LES PINCEAUX

« **Le vinaigre ressuscite les pinceaux durcis et tordus : faites chauffer les pinceaux à plat dans une casserole avec un verre de vinaigre – il faut que les poils soient recouverts. Ne les laissez pas bouillir. Laissez agir 5 minutes dans le vinaigre chaud puis rincez et faites sécher les pinceaux debout, poils en l'air.** »

vrai !
mais... Certains pinceaux sont en soies fragiles, d'autres en matière synthétique... Le mieux est, dès lors, de les laisser « mariner » toute une nuit dans un mélange à parts égales d'eau et de vinaigre plutôt que de les faire chauffer, ce qui est délicat – de plus, le manche et sa colle n'apprécient pas toujours ce traitement un peu musclé ! Par contre, ce traitement sera incontournable pour les pinceaux les plus encrassés : de toute façon, ils sont inutilisables, ça ne pourra pas être pire !

VITROCÉRAMIQUE ET INDUCTION

« **Le vinaigre nettoie les plaques de cuisson en vitrocéramique et à induction : au quotidien, essuyez la plaque avec un chiffon doux humidifié de vinaigre. Pour les taches de gras : après les avoir absorbées avec de l'essuie-tout, essuyez la plaque avec un chiffon doux humidifié de vinaigre et de produit vaisselle. Pour les grosses taches plus tenaces : après avoir gratté avec une spatule en bois, imbibez de vinaigre pur. Laissez agir avant de nettoyer au savon noir. Rincez et séchez.** »

vrai ! Les plaques de cuisson sont particulièrement fragiles : il faut réellement en prendre soin au quotidien, et essayer de ne rien laisser brûler dessus. Attention donc aux casseroles qui débordent ! Le vinaigre fonctionne plutôt bien, mais attention aux caoutchoucs, ils pourraient ne pas apprécier de tremper trop fréquemment dans le vinaigre pur !

PLAQUES ÉLECTRIQUES

« Le vinaigre nettoie les plaques électriques : lorsque la plaque est froide, posez dessus un chiffon imbibé de vinaigre chaud. Laissez agir une demi-heure puis rincez et essuyez soigneusement avec un essuie-tout légèrement humecté d'huile végétale. »

vrai !
mais... Ah ! Les plaques électriques et leur fâcheuse manie de lâcher à la moindre contrariété : souvent lorsqu'on les mouille alors qu'elles sont chaudes ! Donc, attendez qu'elles soient bien froides pour les nettoyer. Le truc du chiffon imbibé fonctionne bien : ça évite au vinaigre de dégouliner le long des plaques sur le fond de la cuisinière, mais il faut faire cet entretien régulièrement ! Oubliez le truc de l'huile : ça évite aux plaques de rouiller quand vous ne les utilisez pas, mais ça ne fait que dégager une mauvaise odeur quand vous les utilisez au quotidien !

GAZINIÈRE

« Le vinaigre nettoie les plaques de cuisson au gaz : laissez tremper les brûleurs et la grille toute une nuit dans du vinaigre pur. Frottez la plaque avec un chiffon imbibé d'un mélange de vinaigre et de produit vaisselle. Pour les taches difficiles, utilisez du vinaigre chaud et laissez agir une demi-heure. »

vrai !
mais... Pour les brûleurs, ok, nickel, pas de souci. Pour les grilles, le bicarbonate fonctionne mieux, je trouve. Pour la gazinière en elle-même, il suffit de laisser bien tremper 1 heure pour ré-imbiber toutes les taches, il n'y aura presque pas besoin de frotter !

APPAREILS MÉNAGERS

« Le vinaigre blanchit les appareils ménagers : frottez l'équipement avec une éponge imbibée de vinaigre. Laissez agir une demi-heure avant de rincer à l'eau chaude. »

vrai ! mais... Le problème des gros appareils ménagers ? Ils sont parfois en émail. Quand ils vieillissent, ils peuvent devenir poreux. Mais quand ils sont en plastique... Ça passe ou ça casse ! Bon, voilà : il faut faire un test sur une zone « cachée » de ces éléments, ce qui tombe bien, il y en a toujours (le côté mur) ! Attention aussi aux encres qui peuvent disparaître – je me demande à quoi peut bien servir le troisième bouton de mon lave-linge, maintenant... Mais force est de constater qu'un vieux frigo peut aisément retrouver sa superbe – en deux passages au vinaigre, toutefois !

DÉBOUCHER LES CANALISATIONS

« Le vinaigre débouche les canalisations : mélangez une tasse de bicarbonate de soude à la même quantité de sel. Versez-les dans la canalisation bouchée. Ajouter 20 centilitres de vinaigre et 2 litres d'eau bouillante. »

vrai ! mais... Le bicarbonate et le vinaigre, nous le savons, ça donne de l'eau. Mais ça a un côté effervescent qui peut tout à fait « soulever » et aérer le bouchon de la canalisation. Ensuite, du vinaigre pourra réagir avec du sel pour grignoter tout ce qui restera ! Par contre, il faut doubler la quantité de vinaigre et verser l'eau seulement une demi-heure après.

 ÉCONOMIQUE ET ÉCOLOGIQUE

N'oubliez pas de démonter et de nettoyer le siphon avant toute tentative de débouchage avec un produit corrosif : souvent, c'est là que se situe le problème et cela évite bien des manipulations !

ADHÉRENCE DES SEMELLES DE CHAUSSURES

« Le vinaigre empêche les semelles de glisser : passez simplement les semelles plastiques ou caoutchouc au vinaigre pur et elles retrouveront leur adhérence. »

vrai ! mais... Aussi étrange que cela puisse paraître, passer ses semelles au vinaigre leur fait retrouver leur « grip »... Par contre, sur certains plastiques, ça ne fonctionne pas, il faut donc essayer pour savoir – et ça ne vous permettra pas non plus d'aller frimer sur la glace, faut pas rêver !

ARGENTERIE

HALTE À L'ESCROQUERIE

« Le vinaigre revigore l'argenterie : tapissez une casserole avec une feuille d'aluminium. Versez-y de l'eau bouillante, 2 cuillerées à soupe de gros sel et un verre de vinaigre blanc. Plongez-y l'argenterie ternie et oxydée pendant une heure puis rincez et essuyez. »
Ce truc est incroyable avec du bicarbonate de soude à la place du vinaigre pour dénoircir l'argenterie ! Le vinaigre, par contre, rend l'argent blanc et risque d'enlever le placage si ce n'est pas de l'argent massif... De plus, les traces noires lui résistent !

NETTOYER LE BIBERON

« Le vinaigre est utile pour nettoyer le biberon de bébé : secouez le biberon rempli à moitié d'eau très salée et de vinaigre (1 cuillerée à soupe) puis rincez à l'eau chaude. »

vrai ! mais. Attention encore une fois aux matériaux de la tétine et du corps du biberon : toujours faire un test. Et puis, même rincé deux fois, l'odeur peut persister. Ça marche aussi pour les bouteilles thermos !

ENTRETENIR LE DAIM

« Le vinaigre entretient le daim : après l'avoir gommé, frottez le daim avec une brosse à dents humidifiée de vinaigre pur et laissez sécher. »

vrai ! mais. Le daim se gomme. Le daim n'aime pas l'eau parce qu'elle est mouillée. Le vinaigre est mouillé. Alors ? Alors oui, ponctuellement, une brosse à dents à peine humidifiée de vinaigre peut être d'une réelle efficacité (trace de boue, gras, sel…), mais cela doit rester ponctuel.

CUIVRES

« Le vinaigre fait scintiller le cuivre : mélangez à parts égales farine, vinaigre et sel puis frottez les cuivres avec un chiffon imbibé de cette pâte. Enfin, essuyez avec un chiffon sec et doux. »

vrai ! Cette pâte à récurer fonctionne pour tout un tas de choses, mais c'est vrai que pour les cuivres, elle est parfaite ! Ajoutez le vinaigre à la fin, petit à petit, jusqu'à obtenir la texture idéale, c'est plus facile que d'ajuster en ajoutant de la farine ensuite !

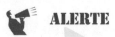 **ALERTE**

Pollution intérieure

Des études américaines très sérieuses estiment que l'air à l'intérieur d'une maison peut être jusqu'à dix fois plus pollué que l'extérieur, la faute à tous les produits chimiques utilisés (des peintures aux aérosols…) : d'où l'importance d'aérer régulièrement et d'utiliser des produits d'entretien naturels !

VERT-DE-GRIS

 HALTE À L'ESCROQUERIE

« Le vinaigre élimine le vert-de-gris : fabriquez un mélange de vinaigre, alcool à brûler et sel et utilisez sur une brosse douce. Rincez à l'eau avant de sécher méticuleusement. »

Alors voilà, typiquement, le genre de truc qui est issu d'une légende urbaine : le vinaigre n'élimine pas le vert-de-gris. Pour s'en persuader, il suffit de remplir le fond d'un bocal de vinaigre. Dans celui-ci, il faut poser un petit verre avec un morceau de cuivre dedans. Refermez le tout et quelque temps plus tard… Oh ! Du vert-de-gris ! Très utile pour donner une patine à une pièce trop clinquante ! Mais, effectivement, le mélange sel + vinaigre crée une réaction chimique avec le cuivre et ça le nettoie parfaitement (il faut frotter un peu quand même), alors : allez-y, mais n'oubliez surtout pas le sel !

GRILLE DU BARBECUE

« Le vinaigre ravive la grille du barbecue : enlevez le plus de gras possible à l'aide d'un papier journal. Faites tremper la grille dans un mélange d'eau chaude, de produit vaisselle et de vinaigre. »

vrai ! **mais...** Le vinaigre s'attaque aux protéines de la graisse, ce qui les dégrade. Avec le produit vaisselle en renfort, en théorie, ça devrait partir tout seul ! Sauf que… il faut laisser tremper une bonne nuit, en fait. Mais le lendemain, il n'y a plus qu'à frotter un peu et voilà une belle grille toute propre !

SOLS EN BÉTON ET CIMENT

« Le vinaigre aime les sols en béton/ciment : pour les laver, utilisez un mélange en proportion d'un verre de vinaigre par litre d'eau. Pour décaper avant peinture, utilisez du vinaigre pur. »

vrai ! **mais...** Le béton a un pH basique, ce qui le fait réagir avec le vinaigre. Ce qui veut dire que le béton passé au vinaigre risque de présenter des traces blanches… Mais c'est un excellent moyen de le dégraisser avant peinture, par exemple, et aussi un très bon produit d'entretien ! Par contre, évitez de laisser du vinaigre sur ce type de sol : à la longue, il risque d'être « rongé », ou tout du moins marqué à l'emplacement.

ODEURS D'URINE

« Le vinaigre vient à bout des odeurs d'urine sur les matelas : saupoudrez la tache de bicarbonate de soude et laissez agir une demi-journée. Aspirez la poudre puis vaporisez de vinaigre blanc pur. »

vrai !
mais... Le rôle désodorisant du vinaigre vient de sa capacité à dégrader certaines protéines : sur l'urine, le vinaigre est très efficace ! Le problème est de réussir à atteindre toutes les parties souillées : là, le bicarbonate va jouer un rôle « aspirant », si je puis dire... Puis il laissera la place au vinaigre. Il va quand même falloir brosser un peu : ce traitement est long, mais efficace.

DÉSODORISER DES MEUBLES

« Le vinaigre blanc désodorise les vieux meubles, même en bois : vaporisez du vinaigre pur sur tout le meuble et laissez sécher complètement avant de refermer. »

vrai !
mais... Le vinaigre est très fort pour désodoriser tout un tas de matériaux, mais attention, certains sont vraiment fragiles : enfermer une casserole de vinaigre chaud dans les placards puis bien les aérer peut parfois protéger des surfaces sensibles, surtout si vous n'oubliez pas de mettre un dessous-de-plat sous la casserole !

NETTOYER LA FRITEUSE

> « Le vinaigre blanc désencrasse la friteuse : videz l'huile, remplacez-la par du vinaigre et mettez en marche. Arrêtez dès que le vinaigre bout. Videz le vinaigre et passez au produit vaisselle. »

Le vinaigre dans la friteuse ? Il s'agit d'un prélavage, bien évidemment, avant un passage en machine à laver la vaisselle ! Pas forcément besoin de mettre en marche, s'il s'agit d'une friteuse électrique c'est même déconseillé. Donc pour un entretien régulier, mieux vaut utiliser un mélange à parts égales d'eau et de vinaigre et laisser tremper les éléments les plus gras toute une nuit avant de les passer à l'eau savonneuse.

Éponge et plumeau : le vinaigre fait bon ménage !

INSERTS DE CHEMINÉE

« Le vinaigre remet les inserts de cheminée à neuf : plongez la vitre dans une bassine d'eau chaude vinaigrée à 25 %. Laissez agir avant de sécher avec du papier journal. Pour nettoyer l'intérieur, il faut d'abord vider les cendres et frotter avec une brosse plongée dans le vinaigre pur. Rincez à l'eau claire et recommencez. Séchez enfin soigneusement. »

vrai ! mais. Les cheminées, avec ou sans insert, doivent être nettoyées régulièrement. Il faut d'abord protéger la zone qui entoure la cheminée avec du papier journal parce que ce genre de nettoyage, ça en met partout ! Ensuite, enlevez toutes les cendres (pour cela, il faut qu'elles soient très froides) avec une pelle et une brosse – la cendre pourra nourrir un compost, par exemple. Passez la brosse dans le conduit également, ça évitera à toutes ces saletés de retomber dans la cheminée propre en ruinant un fastidieux travail ! Il est beaucoup plus facile de vaporiser du vinaigre plus ou moins dilué selon le degré de salissure, de laisser agir une demi-heure, puis de frotter avec une brosse que de brosser directement : il ne faut pas rêver, il faudra tout de même rincer la brosse très régulièrement ! Pour l'insert, le bain peut durer de 1 heure à une nuit, selon son opacité. Essayez de faire ça l'été : ça sèche plus vite, c'est plus pratique !

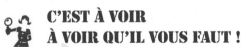

C'EST À VOIR
À VOIR QU'IL VOUS FAUT !

L'histoire du vinaigre
Du vin mis à fermenter... Il y a fort à parier que la découverte du vinaigre s'est faite par hasard, voire accidentellement ! Mais ses (nombreuses) vertus ont-elles été découvertes « dans la foulée » ? Difficile de le dire, tant l'invention du vinaigre est ancienne : l'utilisation du vinaigre comme conservateur alimentaire a été attestée 5 000 ans avant J.-C. dans l'ancienne civilisation babylonienne ! On dit que Cléopâtre aurait dissout une perle dans du vinaigre qu'elle aurait bu afin de gagner un pari... On fait aussi mention de l'usage du vinaigre en Grèce, dans la Bible ou le Talmud, chaque fois pour vanter une vertu différente : santé, beauté, conservation, etc. Du Moyen Âge à nos grand-mères, il est un ingrédient incontournable des ménages et il tend à retrouver cette place aujourd'hui en raison de son efficacité et des économies qu'il permet.

SEMELLE DU FER À REPASSER

« Le vinaigre restaure la semelle du fer à repasser : lorsqu'elle est encore chaude, il faut la frotter avec du savon de Marseille ou un morceau de bougie puis passer un chiffon imbibé de vinaigre blanc pur. »

vrai ! mais... La semelle du fer peut se salir de différentes façons : gras, matériaux fondus, calcaire... Bref, à chaque salissure sa solution, normalement ! Il ne faut surtout pas utiliser de matière qui pourrait rayer la semelle, un torchon avec de grosses fibres est très efficace, avec du vinaigre, bien sûr.

 ## ÉCONOMIQUE ET ÉCOLOGIQUE

Les traces résistent ? Passez un morceau de savon de Marseille sur la semelle tiède du fer : c'est étonnant ! Essuyez la semelle avec de l'essuie-tout ensuite.

NETTOYER L'INOX

« Le vinaigre fait des miracles sur l'inox : lavez la surface avec une éponge imbibée de vinaigre blanc puis essuyez avec un chiffon doux imprégné de quelques gouttes d'huile alimentaire. »

vrai ! mais... L'inox, c'est beau, mais toutes ces traces d'eau, de doigts... Les traces de doigts, c'est du gras, les traces d'eau, c'est du calcaire, et dans les deux cas, le vinaigre sait comment y remédier ! Il suffit de frotter avec un tissu trempé dans le vinaigre pur pour ne pas avoir de traces de passage... Puis d'essuyer soigneusement. L'huile prévient de futures taches mais, selon la nature de l'objet en inox (grille-pain, bouilloire, etc.), mieux vaut s'en passer : en chauffant ils risquent de se marquer et de dégager une odeur... Pouah !

ODEUR DE TABAC

« Le vinaigre dissipe l'odeur de tabac froid : faites bouillir un mélange de 25 % de vinaigre dans de l'eau et laissez les vapeurs agir dans les pièces incriminées. Lavez les rideaux et housses de canapés à l'eau vinaigrée (un verre de vinaigre par litre d'eau). Passez une éponge mouillée dans l'eau vinaigrée sur les murs lavables. »

vrai ! mais... Les vapeurs de vinaigre vont désodoriser une pièce, mais mieux vaut utiliser du vinaigre de lavande qui laissera, en plus, une odeur agréable… Le mieux reste d'aérer longtemps ! Et si la pièce est vraiment grande ou haute de plafond, ça risque d'être une astuce difficile à mettre en œuvre !

DÉGRAISSER LES SOLS

HALTE À L'ESCROQUERIE

« Le vinaigre dégraisse les sols en pierre, dalle et carrelages poreux : ajouter 1 cuillerée à soupe de vinaigre à l'eau savonneuse. »
En fait, le vinaigre va renforcer l'effet dégraissant de certains produits lavants : malheureusement, il va aussi « neutraliser » le savon noir, alors mieux vaut faire un test avant… L'idéal reste de faire un « prélavage » à l'eau savonneuse, puis de repasser la serpillière avec de l'eau vinaigrée… Mais ça fait passer la serpillière deux fois ! Et attention aux matériaux fragiles : les vieilles tomettes n'apprécient pas beaucoup — une fois pour décaper, ça va, régulièrement, ça abîme !

BRÛLEURS DE GAZINIÈRE

« Le vinaigre rend leur superbe aux brûleurs de la gazinière : plongez-les dans un mélange de vinaigre à 20 % dans de l'eau avant de rincer et sécher. »

vrai !
mais... Les brûleurs de la gazinière sont toujours sales et très fragiles : le vinaigre est la solution ! Plus vous les laissez tremper, mieux c'est : une nuit, c'est parfait !

DISSOUDRE LA COLLE

« Le vinaigre dissout les résidus de colle : vaporisez de vinaigre pur, puis nettoyez avec un chiffon. »

vrai !
mais... Il y a colle et colle : après avoir fait bouillir six bouteilles tachées de résidus de colle, seules quatre étaient comme neuves. Les autres ont dû être passées à l'acétone. Mais qui ne tente rien n'a rien ! Au moins, le vinaigre n'abîme pas le verre...

FAIRE BRILLER LE CUIR

HALTE À

L'ESCROQUERIE

« Le vinaigre fait briller le cuir : passez le cuir au vinaigre pur, puis essuyez soigneusement avec un chiffon doux. » Le vinaigre sur les sacs et chaussures ? Eh bien... Le vinaigre va « dissoudre » les traces de cirage, mais ne va pas le faire briller plus de 5 minutes... Là, rien à faire, la seule solution, c'est le cirage ou le nettoyage au lait de toilette, la solution la plus douce pour le cuir !

ÉCONOMIQUE ET ÉCOLOGIQUE

Parfumer le vinaigre

Le célèbre vinaigre des quatre voleurs – qui aurait éradiqué une épidémie de peste au XIVe siècle – est une macération de plantes aromatiques dans le vinaigre. Son efficacité est (totalement) contestable, mais ce que nous pouvons en retenir, c'est que la couleur et l'odeur du vinaigre ont changé. Eh non, l'odeur du vinaigre n'est pas une fatalité ! Il suffit d'y faire macérer quelques cuillerées de plantes sèches par litre durant une semaine, puis de filtrer ! Bien sûr, l'odeur du vinaigre sera présente à l'utilisation, mais elle sera très vite remplacée par celle de la plante. En prime, certaines caractéristiques de la plante se transfèrent au vinaigre ! Les plantes les plus agréables sont le citron, la menthe, la lavande (qui confère au vinaigre une superbe couleur), la sauge, la verveine, la rose... Vous pouvez laisser parler votre imagination : pourquoi ne pas mélanger des écorces d'orange et un bâton de cannelle ? Plus simple peut-être et tout aussi efficace : diluez une quinzaine de gouttes d'huile essentielle dans la bouteille, du citron par exemple, pour profiter à la fois des qualités du vinaigre et de celles de l'huile essentielle choisie, en plus de son parfum ! Ainsi le cèdre sera parfait pour l'entretien des armoires à linge, la camomille pour nettoyer la chambre, etc. La dilution est cependant particulièrement difficile, il faut remuer longtemps, et même là, ça ne tient pas dans le temps, ça ressemble à une vinaigrette...

NETTOYER LES LUNETTES

HALTE À L'ESCROQUERIE

« Le vinaigre nettoie les lunettes : une goutte sur chaque verre à frotter avec la lingette. »
Voici un truc de grand-mère certainement efficace au temps de nos grands-mères mais devenu carrément obsolète ! Ça n'est pas que cela ne fonctionne pas sur nos lunettes modernes en matières synthétiques, c'est que ça les abîme carrément ! Et si vous avez des traitements anti-reflets ou autres, les verres seront irrémédiablement dégradés : vous savez, quand vous avez l'impression que vos lunettes graissent toutes seules tout le temps. Eh bien c'est juste le traitement qui s'écaille parce qu'il a été nettoyé avec un produit trop agressif (comme le produit vaisselle par exemple). Pour les lunettes d'aujourd'hui, on n'a pas trouvé mieux que la chiffonnette sèche ou la microfibre. Point.

NETTOYER LES VITRES

« Le vinaigre fait briller les fenêtres. Vaporisez un mélange à 20 % de vinaigre dans de l'eau puis laissez agir 2 à 3 minutes avant de frotter avec du papier journal. »

vrai ! Le papier journal est génial pour faire les vitres, il les fait briller ! Et le vinaigre les dégraisse plutôt bien… Ajoutez un peu d'alcool ménager (autant que de vinaigre), et c'est encore plus facile et rapide !

DÉGRAISSER LA CUISINE

« Le vinaigre pur "dissout" les graisses de la cuisine. Frottez simplement une éponge imbibée sur les murs, étagères et dessus de frigo. »

vrai ! Pour le nettoyage quotidien, rien ne vaut le vinaigre pour la cuisine et la salle de bains... Attention toutefois aux matériaux fragiles comme la tomette ou le papier peint ! Par contre, autour de la cuisinière et de l'évier, ça va briller !

RÉNOVER LES ROBINETS

« Le vinaigre pur rénove les robinets : l'idéal est d'utiliser un gant de toilette imbibé pour pouvoir bien frotter tous les recoins avec un mouvement de va-et-vient. »

vrai ! mais. Le vinaigre est réellement un anti-calcaire efficace ! Le problème est sa fluidité : impossible de démonter le robinet pour le faire tremper... L'idée, c'est de tremper un chiffon dans le vinaigre et de l'enrouler autour du robinet. Laissez agir une demi-heure, puis frottez en va-et-vient autour du pied du robinet pour réussir à bien décoller le calcaire qui s'accumule derrière. Et attention aux vieux joints ! Parfois, c'est justement le calcaire qui les empêche de lâcher ! Peut-être aurez-vous à les changer à la suite de ce traitement ?

NETTOYER LE LINO

« Le vinaigre nettoie et fait briller le lino : un demi-verre dans un seau d'eau suffit. »

vrai ! mais. Certains linos sont devenus, avec le temps, beaucoup trop poreux pour briller ! Quoi qu'il en soit, là, le vinaigre se passe un peu comme une cire de finition. Il faut d'abord avoir nettoyé le lino à l'eau savonneuse. Le vinaigre dissoudra les restes de savon, le voile laissé par le calcaire et autres, et le lino aura un air un peu plus neuf ! Attention, par contre, les linos cirés n'apprécient carrément pas le vinaigre, même dilué !

DESSINS SUR LES MURS

HALTE À L'ESCROQUERIE

> « Le vinaigre peut venir à bout des dessins sur les murs...
> Trempez une brosse à dents dans le vinaigre et frottez ! »
> Il ne faut jamais se ruer tête la première sur une tache :
> le remède risque d'être pire que le mal... C'est du papier
> peint ? Il est lavable ? Si la réponse est non, il faut absolu-
> ment éviter de le mouiller, et là, le vinaigre, c'est humide...
> C'est de la peinture ? Elle est de bonne qualité ? Le risque
> est de devoir nettoyer entièrement les quatre murs de la
> pièce si jamais ce n'est pas le cas. Ensuite, si le dessin a été
> fait avec un crayon de maquillage ou un stylo indélébile, il
> y a de fortes chances que le vinaigre n'agisse pas. Dans ce
> cas précis, un test est absolument indispensable.

 ÉCONOMIQUE ET ÉCOLOGIQUE

Même contre du stylo-bille, parfois, un bon coup de
gomme suffit !

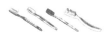

DÉSODORISER LES SIPHONS

**« Le vinaigre pur désodorise les siphons et nettoie les
canalisations : une fois par semaine, versez un verre
d'eau dans les éviers et bidets. »**

vrai !

En théorie, ça marche, le vinaigre dissout les gras
responsables des odeurs, les résidus de savon, etc. En
réalité ? Aucune idée, je n'ai pas de problème de canalisations... J'utilise du vinaigre !

PLANCHES À DÉCOUPER

« Le vinaigre pur désinfecte et nettoie les planches à découper : il suffit de les frotter avec un chiffon imbibé. Si elles sont en bois et tachées, il faut les saupoudrer de bicarbonate de soude avant d'asperger de vinaigre. Rincez dès que ça a fini de mousser. »

vrai ! mais... Un peu de vinaigre versé sur la planche et hop, planche propre et désodorisée ! Pas besoin d'ajouter de bicarbonate – pourtant, elle était sale ! Peut-être après la découpe d'un poulet rôti ? Ou sur de la saleté sèche, histoire de l'humidifier et de la décoller grâce à l'effervescence produite ?

DÉTARTRER LES CAFETIÈRES ET BOUILLOIRES

« Le vinaigre détartre cafetières et bouilloires : dilué à 25 % dans de l'eau, le vinaigre va agir de l'intérieur. Rincez deux fois. »

vrai ! C'est un vieux truc très connu que le détartrage au vinaigre, et pour cause : ça marche ! Évitez le vinaigre pur qui peut nuire aux joints et autres plastiques qui peuvent constituer la machine, et préférez un entretien régulier... Mais pour récupérer un appareil encrassé, vous pouvez utiliser du vinaigre de ménage pur, et même lui faire faire deux passages si nécessaire.

FOUR À MICRO-ONDES

« Le vinaigre fait des miracles dans le four à micro-ondes : un bol rempli de 25 % de vinaigre dilué dans l'eau à pleine puissance pendant 2 à 3 minutes décolle les salissures et désodorise. Il ne reste qu'à passer une éponge. »

 L'intérieur d'un four à micro-ondes est plein de recoins et sa surface est fragile, alors quelle poisse quand il est sale ! Le truc ? Le bol d'eau vinaigrée : la vapeur va ramollir les aliments collés pendant que le vinaigre va nettoyer le gras. Un coup d'éponge et c'est propre. En plus, c'est désodorisé !

ALERTE

Jamais de vinaigre sur le marbre ! Ça le ronge ! Idem pour tous les matériaux constitués de calcaires ou dérivés !

RECETTE DE LAVE-VITRES

HALTE À

L'ESCROQUERIE

« Le vinaigre dans une recette pour laver les vitres : 1 part de bicarbonate de soude, 2 parts de vinaigre, 2 parts d'ammoniaque et 5 parts d'eau tiède. Ajoutez d'abord le bicarbonate, puis le vinaigre petit à petit : le mélange mousse, c'est normal. »

Je ne le dirais jamais assez : le bicarbonate mélangé au vinaigre donne... de l'eau ! Alors oui, l'ammoniaque diluée nettoie très bien les vitres, mais c'est tout de même assez agressif, notamment pour la peau et les poumons... Alors, utilisez juste du vinaigre, ça marche très bien ! D'autant que l'ammoniaque mélangée au vinaigre risque de dégager des vapeurs pas très saines !

NETTOYER LE LOOFA

« Le vinaigre nettoie le loofa : laissez tremper toute une nuit dans un mélange à parts égales d'eau et de vinaigre. Laissez sécher ensuite à l'air libre. »

vrai ! mais... Grâce à sa capacité à dissoudre les résidus de savon, le vinaigre est indispensable dans la salle de bain. Et grâce à ses propriétés antibactériennes, il nettoie les « nids » les plus difficiles à avoir comme les loofas, fleurs de douche et autres éponges : attention par contre aux matières naturelles qui ont tendance à être plus fragiles que les synthétiques.

NETTOYER L'OUVRE-BOÎTE

« Le vinaigre décrasse l'ouvre-boîte : utilisez une brosse à dents trempée dans du vinaigre. »

vrai ! L'ouvre-boîte, à roue ou à dents, est toujours gras, parfois rouillé, comporte de vieilles traces d'aliments, bref, c'est un carnage. Évidemment, l'accès pour nettoyer est restreint, sinon, ça serait trop facile ! En trempant dans le vinaigre, les résidus vont finir par se détacher, et le vinaigre va dérouiller le métal. Si nécessaire, laissez tremper toute la nuit, frottez ensuite avec une vieille brosse à dents à poils souples et ce satané ouvre-boîte retrouvera son apparence de jeunesse !

NETTOYER LES STORES VÉNITIENS

« Le vinaigre permet de laver facilement les lattes des stores vénitiens : portez des gants trempés dans un mélange d'eau et de vinaigre et pincez les lattes entre deux doigts. »

 Les lattes des stores sont des nids à poussière et à nicotine. Enfiler de vieux gants humidifiés de vinaigre va permettre de chasser la poussière collée, et en plus, la poussière sera plus longue à se déposer. Essuyer ensuite avec un gant propre permet d'effacer les dernières traces.

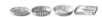

TACHES D'ALUMINIUM

« Le vinaigre enlève les taches noires sur l'aluminium : frottez avec un mélange chaud fait à parts égales d'eau et de vinaigre. »

 L'idéal est de faire carrément bouillir la pièce noircie. Cela peut blanchir un peu l'aluminium, mais il suffit de frotter pour le sécher.

NETTOYER L'OR

HALTE À L'ESCROQUERIE

« Le vinaigre de cidre nettoie l'or. Immergez un quart d'heure puis essuyez soigneusement. »
Pour nettoyer les pièces en or, utilisez une solution de vinaigre de cidre et de sel. Mais pour les bijoux, il faut prendre en compte qu'il y a souvent des pierres associées à l'or et elles risquent fort de ne pas apprécier du tout ce traitement, même fortement dilué !

ENTRETIEN DU MATÉRIEL

Ne prenez aucun risque pour nettoyer des bijoux en or et choisissez la méthode brosse + vapeur !

AURÉOLES SUR LE BOIS

« Le vinaigre enlève les auréoles sur le bois : mélangez-le à parts égales avec de l'huile d'olive et frottez avec un chiffon doux. »

vrai ! mais... Alors, oui, mais non. Déjà, le mélange huile + vinaigre, bof, mais pour enlever les auréoles et autres taches difficiles, il vaut mieux passer le vinaigre pur avant et l'huile après. Ensemble, ça nettoie juste, en faisant joliment briller le bois, mais les taches d'eau restent.

NETTOYER LE CUIR

« Le vinaigre décrasse le cuir : faites bouillir 2 parts d'huile de lin pendant 1 minute puis ajoutez une part de vinaigre. Appliquez et laissez pénétrer quelques minutes, puis essuyez avec un chiffon doux. »

vrai ! mais... Le vinaigre et l'huile ne se mélangent pas vraiment : le mieux est de nettoyer d'abord le cuir avec un mélange à parts égales d'eau et de vinaigre, de bien essuyer, puis de passer de l'huile tiède. De lin ? Pourquoi pas d'olive, ça se trouve plus facilement et ça se conserve mieux ! Ensuite, essuyez à nouveau. Si le cuir présente des traces de moisissure, mélangez à parts égales l'huile avec de l'essence de térébenthine : aérez soigneusement le temps que ça ne sente plus !

POUSSIÈRE SUR LES MEUBLES

« Le vinaigre ralentit l'apparition de la poussière sur les meubles en bois : utilisez un mélange à parts égales d'huile d'olive, de térébenthine et de vinaigre. »

vrai ! mais... Le problème des trucs et astuces généraux, c'est qu'ils ne tiennent pas compte de la spécificité de chaque cas... Le meuble est très ancien ? Abîmé ? Est-ce qu'il a des dorures ? Il faut tenir compte de tout et faire un petit essai sur un coin caché... Rien n'explique pourquoi la poussière a l'air d'apprécier un peu moins les surfaces traitées au vinaigre, mais apparemment, ça marche assez bien : ce n'est pas flagrant, mais ça peut permettre d'espacer un peu le prochain nettoyage... Enfin, comme d'habitude, le vinaigre ne se mélangera pas à l'huile et à la térébenthine, mieux vaut le passer avant !

BOUTONS DU FOUR

« Le vinaigre décrasse les boutons du four : après les avoir démontés, immergez les boutons du four dans une solution d'eau vinaigrée à 25 %. »

vrai ! mais... Dans une solution à 25 %, il faut laisser tremper les boutons toute la nuit, s'ils sont très encrassés ! Attention : si des chiffres sont écrits dessus, ou qu'ils comportent des contacteurs, le trempage est une mauvaise idée – mieux vaut alors frotter avec un torchon imbibé de vinaigre pur.

RECETTE ANTI-POUSSIÈRE

HALTE À L'ESCROQUERIE

« Le vinaigre dans une recette anti-poussière : immergez un torchon dans 1 litre d'eau vinaigrée à 25 % additionnée de 10 centilitres de paraffine liquide. Essorez avant utilisation. » La paraffine liquide, c'est une huile issue du pétrole. Une huile qui, donc, ne se dissout pas dans l'eau ni le vinaigre. Qu'importe, l'essai sera fait avec une sorte de vinaigrette transparente. Voilà, la surface traitée est toute grasse. En séchant, cela forme un film... C'est peut-être valable sur certaines surfaces, mais là, je n'ai pas envie d'essayer. Pourtant il semblerait que la formule 50 % vinaigre-50 % paraffine soit utilisée dans de prestigieux endroits, dont un grand hôtel londonien dont le concierge spécifie qu'elle est efficace même contre les traces laissées par les chaussures... Mais chez moi, ça colle, ça laisse des traces, beurk !

CLAVIER D'ORDINATEUR

« Le vinaigre est utile pour nettoyer un clavier d'ordinateur : retournez le clavier et tapotez l'arrière pour éliminer un maximum de poussière. Passez un chiffon imbibé de vinaigre sur les touches (utilisez un coton-tige pour accéder entre les touches). »

vrai !

Les nouveaux claviers d'ordinateur n'ont pas de problème de poussière dans les touches (moins, il faut l'avouer), mais souvent les touches sont... beurk ! Bref, là, oui, le vinaigre est votre meilleur ami : c'est long, ça salit pas mal de coton-tige et feuilles d'essuie-tout, mais quel bonheur de retrouver un clavier propre ! Mélangé à parts égales avec de l'alcool ménager, le vinaigre séchera plus rapidement. Ah ! N'oubliez pas de faire un test sur une touche facilement identifiable avant de risquer de tout effacer...

ENTRETENIR LE NETTOYEUR VAPEUR

« Le vinaigre dans le nettoyeur vapeur : ça le protège du tartre, et améliore l'aspect des vitres, tapis et vêtements. »

 vrai ! mais. Le nettoyeur vapeur est un instrument magique pour le ménage. Mais il est un peu fragile. Donc n'utilisez du vinaigre qu'en cas d'eau dure. De toute façon, si l'eau est douce, le résultat du nettoyeur seul est déjà assez impressionnant !

FAIRE BRILLER LES MEUBLES

« Le vinaigre passé avant l'encaustique fait briller les meubles. »

 vrai ! Briller, briller, pas comme un « miroir de bordel » non plus, mais ils gagnent en brillance, c'est indéniable ! Faire une moitié de meuble suffit pour s'en convaincre ! Je n'ai pas testé sur des matériaux fragiles dans le temps, mais un test est conseillé sur un endroit « caché » du meuble.

NETTOYANT UNIVERSEL

HALTE À

L'ESCROQUERIE

« Le vinaigre dans une recette de nettoyant universel : dans un vaporisateur, versez 1 cuillerée à café de borax, un verre de vinaigre, un trait de base lavante ou 1 cuillerée à café de cristaux de soude et 0,5 litre d'eau. »
On confond souvent acide borique et le borate de sodium – l'un comme l'autre sont extrêmement difficiles à trouver en France. Le mélange de cristaux de soude et de vinaigre n'est pas non plus des plus efficaces. Cette recette réunit de nombreux ingrédients efficaces pour dégraisser, mais elle semble légèrement fantaisiste quant aux proportions : un peu de base lavante neutre diluée renforcée par le vinaigre sera déjà très efficace !

LINGETTES NETTOYANTES

« Le vinaigre dans une recette de lingettes nettoyantes : découpez des morceaux de tissu en rectangles du format d'une boîte fermant hermétiquement. Dans la boîte en question, mélangez 3 cuillerées à soupe de vinaigre, 1 de savon liquide et 2 tasses d'eau. Imprégnez le tissu et refermez la boîte hermétiquement. »

vrai ! mais. Le principe de lingette me dépasse, personnellement : le mélange ne se conservera pas et est-ce que laver les lingettes ne prend pas plus de temps que d'utiliser une éponge que l'on rince ensuite ? Bref, le savon et le vinaigre font mauvais ménage, utilisez à la place une base lavante neutre, ou un produit-vaisselle écologique.

ENTRETENIR LES ÉPONGES

« Le vinaigre redonne vie aux éponges : laissez-les tremper toute la nuit dans 1 litre d'eau chaude additionnée de 2 cuillerées à soupe de vinaigre. Rincez et laissez sécher. »

vrai ! mais.. Le vinaigre va dissoudre les graisses imprégnées dans l'éponge. Mais un tour en machine à laver le linge ou la vaisselle fonctionne tout aussi bien – mieux, même !

NETTOYER LES PARQUETS

« Le vinaigre pour nettoyer les parquets en bois : utilisez un mélange à parts égales d'huile d'olive et de vinaigre, appliquez avec une serpillière trempée dans du thé noir. »

vrai ! mais.. Le thé noir est utilisé pour patiner les parquets, pas de problème. Le souci est de réussir à mélanger vinaigre et huile...

NETTOYER LES MIROIRS

« Le vinaigre pour des miroirs nickel : vaporisez un mélange d'eau et de vinaigre (25 %) puis essuyez avec du papier journal. »

vrai ! mais.. Voyons : produit à vitres + papier journal = vitres étincelantes... Ça ne serait pas le papier journal le secret des miroirs superbes ? Le test sera donc mené avec vinaigre + chiffon sur un miroir de salle de bain. Miroir nickel, toutes traces envolées, mais il faut frotter. Et avec du papier journal et de l'eau ? Pareil, c'est impec ! Donc vinaigre + papier journal = une excellente solution.

ENTRETIEN DU MATÉRIEL

Il semble que le vinaigre retarde l'apparition de buée sur le miroir, contrairement à certains produits spécifiques qui sont justement censés le faire...

PROLONGER LES FEUTRES

« Le vinaigre prolonge la vie des feutres : plongez la pointe dans une goutte de vinaigre. »

vrai ! **mais...** Je ne vous cache rien, il y a feutre et feutre. Certains voudront du vinaigre, d'autres de l'alcool et, parfois, l'eau sera suffisante... Il faut essayer !

POUSSIÈRE SUR LES ÉCRANS

HALTE À

L'ESCROQUERIE

« Le vinaigre empêche la poussière de se déposer sur les écrans : débranchez les appareils et passez dessus un chiffon doux humidifié d'un mélange à parts égales d'eau et de vinaigre. Pour les angles, utilisez un coton-tige. »
Le vinaigre a un certain pouvoir sur l'électricité statique alors, forcément, on pense immédiatement aux écrans... Malheureusement, certains ne vont pas aimer ; ce truc était valable du temps des écrans cathodiques ! En plus, là, impossible de trouver un coin caché pour un test...

ENTRETENIR LA POUBELLE

« Le vinaigre pour l'entretien de la poubelle : utilisez une éponge et du vinaigre pur pour l'entretien régulier. Quand c'est nécessaire, faites tremper toute une nuit la poubelle remplie d'un mélange d'eau et de vinaigre (25 %). Laissez sécher le couvercle ouvert. »

 Le vinaigre tue de nombreuses bactéries, dégraisse et désodorise. Il est donc tout indiqué pour nettoyer les poubelles ! Et, effectivement, il le fait très bien et très facilement.

TACHES DE COLLE ÉPOXY

« Le vinaigre vient à bout des taches de colle époxy : utilisez pur et chaud. »

 Incroyable ! Ça fonctionne : laissez tremper toute la nuit si la couche est épaisse et, le lendemain, la matière se décolle et a l'air d'être comme « dégradée », comme si elle cloquait... Quand vous frottez avec une petite brosse, c'est comme si l'époxy avait fondu : ça se défait tout seul et colore les poils de la brosse

L'entretien des pièces d'eau

Parce que du calcaire, il n'y en a pas que dans la cafetière, le vinaigre est indispensable dans la salle de bain !

NETTOYER LES BROSSES ET PEIGNES

« Le vinaigre nettoie brosses et peignes : laissez-les tremper toute une nuit dans une bassine remplie d'un mélange à parts égales d'eau et de vinaigre. Frottez avec un peu de shampooing et rincez soigneusement. »

vrai ! mais... Habituellement nettoyés au bicarbonate de soude, mes peignes et brosses changent de régime : du basique à l'acide. Résultat identique, c'est-à-dire très bon. Le vinaigre ne dissolvant pas plus les cheveux que le bicarbonate, il faut tout de même bien « peigner » les brosses avant le plongeon.

MOISISSURES SUR RIDEAU DE DOUCHE

« Le vinaigre vient à bout des traces de moisissure sur les rideaux de douche : ajoutez un verre de vinaigre à l'eau de rinçage lorsque vous le lavez. »

vrai ! mais... Heu... Parfois, il vaut mieux laisser tremper avant le lavage ! Vous pouvez aussi essuyer régulièrement le bas du rideau avec une éponge imprégnée de vinaigre !

 ENTRETIEN DU MATÉRIEL

Pour éviter d'avoir des moisissures sur le bas du rideau de douche, le mieux, c'est encore de refermer le rideau après la douche et de le sortir du bac après l'avoir un peu égoutté pour qu'il sèche le plus correctement possible !

NETTOYER LES BROSSES À DENTS

« Le vinaigre pour nettoyer une brosse à dents : trempez la tête de la brosse à dents dans du vinaigre chaud puis rincez. »

vrai! mais... Le vinaigre dissout les vieux restes de dentifrice tout sec de façon quasi instantanée (normal, le dentifrice est, le plus souvent, formulé à base de bicarbonate de soude) – cependant les poils en matière synthétique apprécient moyen le côté chaud de la casserole... Il faut donc agir en deux temps : chauffer le vinaigre puis le verser dans un coquetier, par exemple. En plus, ça permet d'économiser en terme de quantité de vinaigre !

NETTOYER LES TOILETTES

« Le vinaigre nettoie la cuvette des toilettes : vaporisez un mélange à 20 % de vinaigre et d'eau à chaque passage, après avoir tiré la chasse. »

vrai! mais... Ça marche, mais au quotidien. Si la cuvette est encrassée, il faut trouver une ruse pour épaissir le vinaigre... Avec de la gélatine, j'obtiens des blocs, mais ils n'adhèrent pas. Si la cuvette est en résine, mieux vaut éviter d'utiliser le vinaigre : en effet, il « attaque » certaines surfaces et les dommages sont alors irréversibles...

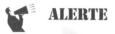 **ALERTE**

Lu sur Internet : « Le vinaigre blanc tue 99 % des bactéries, 82 % des moisissures et 80 % des virus. C'est donc un puissant antibactérien, mais pas seulement. »
Ces chiffres sont avancés par une compagnie américaine qui fabrique du vinaigre. Nous pouvons donc légitimement en douter. En réalité, le vinaigre agit sur les bactéries à Gram négatif, c'est-à-dire qu'il arrive à dissoudre les protéines qui constituent leur membrane (pour résumer), ce qui constitue un bon nombre de bactéries, mais pas *toutes* les bactéries – *a priori*, le chiffre est plus proche des 90 %. Quant aux moisissures, effectivement, les rapports scientifiques font bien mention de ces 82 %, idem pour les virus.

MOISISSURES DANS LA SALLE DE BAIN

« Le vinaigre prévient l'apparition de moisissures dans la salle de bain : frottez les parois avec une éponge imbibée d'un mélange à 20 % de vinaigre et d'eau. Si les moisissures sont déjà là, frottez-les au vinaigre pur avec une vieille brosse à dents, par exemple. »

 Le souci c'est que, quand on a une salle de bain rompue au nettoyage par le vinaigre, on n'a pas de moisissure, alors, pour les tests... Trêve de plaisanterie : bien entendu, cela veut dire que ça fonctionne ! Le vinaigre est un antiseptique plutôt efficace, mais pas seulement, puisqu'il s'attaque aussi à ces champignons – cependant, il ne faut pas se voiler la face, il vaut mieux combattre les moisissures en aérant mieux les pièces et en séchant un maximum ce qui peut l'être. Vous pouvez aussi utiliser un absorbeur d'humidité.

RÉCUP' ET COMPAGNIE !

Fabriquez votre absorbeur d'humidité : coupez une bouteille en plastique aux deux tiers. Remplacez le bouchon par un morceau de compresse maintenu par un élastique. Retournez la partie supérieure de la bouteille dans la partie inférieure. Versez de l'argile, du charbon ou encore du gros sel dans l'entonnoir ainsi formé et placez-le dans la pièce humide.

POMME DE DOUCHE

« Le vinaigre redonne vie à la pomme de douche obstruée par le calcaire : immergée complètement pendant une nuit dans du vinaigre pur, elle devrait être à nouveau l'alliée des matins toniques ! »

vrai ! mais... Aujourd'hui, la plupart des pommes de douche sont garnies de genre de picots en caoutchouc par où sort l'eau. Les frotter permet déjà d'enlever pas mal de calcaire. Ensuite, effectivement, une nuit dans le vinaigre, et la pomme de douche est comme neuve ! Plus rapide ? Il suffit de faire chauffer 25 centilitres de vinaigre, d'y plonger la pomme de douche une demi-heure, hors du feu, et de la frotter avec une brosse à dents.

POUDRE À RÉCURER

HALTE À

L'ESCROQUERIE

> **« Le vinaigre est la base d'une poudre à récurer écono-mique : mélangez vinaigre et bicarbonate de soude à parts égales. »**

Vinaigre + bicarbonate = CO_2 + eau. La réaction est impres-sionnante – il faut prévoir un contenant beaucoup plus grand (deux à trois fois) que ce qui va être mélangé – mais inoffensive (en réalité, le mélange crée de l'acide carbo-nique qui se décompose immédiatement en eau et dioxyde de carbone). Alors bien sûr, il peut éventuellement res-ter un peu de bicarbonate de soude qui récure légère-ment, mais ça n'est pas d'une efficacité proverbiale. Si le mélange est fait directement sur une tache, là, par contre, on constate une différence plus flagrante que le vinaigre utilisé seul : en effet, en se dégageant, le CO_2 « mousse » (c'est le principe du cachet d'aspirine), ce qui peut « décol-ler » certaines taches légères...

TRACES NOIRES
DANS LA BAIGNOIRE

« Le vinaigre enlève les traces noires au fond des baignoires en faïence : vaporisez du vinaigre pur, atten-dez 10 minutes avant de frotter et rincez. »

 Ça marche, mais il faut frotter ! Et attention, hein, juste sur les baignoires en faïence !

TRACES DE CALCAIRE

« Le vinaigre pur, chaud, dissout les traces de calcaire récalcitrantes de la cabine de douche. »

vrai ! mais... Plus chaud, le vinaigre est censé être plus efficace : c'est vrai si vous y ajoutez du sel. Les proportions ? Utilisez 1 cuillerée à café rase de sel pour 10 centilitres de vinaigre blanc. Le sempiternel problème vient de la nature verticale du support à traiter : épaissir du vinaigre, surtout chaud, est impossible – il ne reste qu'à vaporiser.

ENTRETENIR LA DOUCHE

« Le vinaigre entretient la douche : utilisez un mélange fait de 20 % de vinaigre et d'eau chaude et ajoutez un filet de jus de citron. Vaporisez dans toute la douche, laissez agir un quart d'heure et rincez. »

vrai ! mais... Très bonne idée que celle du filet de citron, ça parfume en plus ! Plus de traces d'eau, c'est super, mais il faut frotter un peu... Avec 25 % de vinaigre, les traces de savon partent beaucoup mieux ! Vous pouvez aussi mettre un spray près de la douche et vaporiser chaque jour, ainsi, l'entretien est plus facile et vous pouvez diluer un peu plus le vinaigre...

TRACES DE SAVON

« Le vinaigre vient à bout des traces de savon dans la salle de bains : frottez avec du vinaigre pur. »

vrai ! Oui, le vinaigre enlève les traces de savon. Le savon est basique et le vinaigre le neutralise ; il perd aussi ses propriétés détergentes. C'est pour cela qu'il ne faut pas mélanger savon noir et vinaigre mais les passer l'un après l'autre : au lieu de se combiner, leurs qualités s'annulent !

ÉLIMINER LA MOISISSURE

« Le vinaigre élimine les moisissures sur les bords de douches ou baignoires : frottez avec un morceau de papier d'aluminium froissé et préalablement trempé dans du vinaigre pur. »

(à vérifier) Il fallait que ça arrive : le vinaigre et l'alu réagissent. Résultat ? Le rebord de la baignoire est tout noir, plein de traces... Pourtant, le vinaigre est conseillé dans bon nombre de cas pour l'alu – l'acide acétique pur est même transporté dans des bidons d'aluminium ! Il semble en fait que la réaction se fasse avec l'émail : toujours faire un essai sur un endroit caché avant d'attaquer un élément complet ! Et attention aussi aux baignoires ou douches en plastique ou résine qui réagissent avec le vinaigre.

BLOC WC MAISON

HALTE À L'ESCROQUERIE

« Le vinaigre dans une recette de bloc WC maison : 250 millilitres d'eau, 250 millilitres de vinaigre blanc, 4 grammes de gélatine et 1 cuillerée à café d'huile essentielle de menthe, lavande ou arbre à thé. Faites bouillir l'eau avec la gélatine. Ajoutez le vinaigre puis l'huile essentielle. Versez dans des bacs à glaçons ou des moules à gâteaux individuels. Utilisez les "cubes de vinaigre" un par un et conservez-les au réfrigérateur. »
N'utilisez surtout pas de moules fantaisie : ils sont indémoulables ! De même, il faut éviter l'huile essentielle : elle ne se mélange pas et c'est gâché ! Difficiles à conserver, ces cubes s'avèrent plutôt pratiques pour le réservoir de chasse d'eau – malheureusement, ils ne servent qu'une seule fois par contre, parce qu'ils fondent très vite.

FAIRE BRILLER LES PLASTIQUES

« Le vinaigre chaud fait étinceler les éviers et baignoires en plastique : versez directement le vinaigre chaud sur la surface à nettoyer puis frottez avec une éponge. »

vrai ! mais... Tout d'abord, faites un test préalable sur un coin « caché » : le vinaigre « ronge » certains plastiques et résines. Sinon, même froid, dilué à 25 % dans de l'eau et vaporisé sur les éviers propres, ceux-ci brillent. Si l'évier est sale, rien ne vaut la pierre d'argile !

ÉCONOMIQUE ET ÉCOLOGIQUE

Fabriquez votre pierre d'argile : mélangez à parts égales argile blanche et bicarbonate de soude. Ajoutez du savon noir jusqu'à obtention d'un mélange crémeux. Conservez dans une boîte hermétique.

DÉCAPER LES TOILETTES

« Le vinaigre chaud décape les toilettes : il faut d'abord vider l'eau des toilettes. Imbibez une serpillière de vinaigre bouillant et placez-la dans le fond des toilettes. Fermez le couvercle et laissez agir toute la nuit. Le lendemain, frottez les résidus avec une brosse dure. »

vrai ! mais... Vider la cuvette des toilettes est fastidieux, mais c'est le seul moyen de détartrer efficacement une cuvette très attaquée : le coup de la serpillère imbibée est génial !

FAIRE BRILLER LE CARRELAGE

« Le vinaigre fait briller le carrelage : ajoutez un peu de vinaigre au produit habituel. »

vrai ! mais... Bien sûr, un carrelage poreux, ancien, ou de type « tomette » ne fera qu'être agressé par le vinaigre... Dans ce cas, utilisez du savon noir auquel vous ajouterez une goutte d'huile d'olive avant dilution dans l'eau chaude. Sinon, oui, le vinaigre fait étinceler le carrelage de la salle de bain !

FAIRE BRILLER LES MIROIRS

« Le vinaigre mélangé avec un peu d'alcool à brûler et de l'eau fait briller les miroirs : pulvérisez et essuyez. »

vrai ! mais... Bonne nouvelle : pas besoin d'alcool à brûler ! Mais avec l'alcool de ménage, le vinaigre s'évapore bien plus vite et il y a encore moins de traces.

Le vinaigre ramène sa science!

Vous vous souvenez des cours de science ? Nous, nous avions dissout un morceau de craie à tableau dans du vinaigre... Eh bien il se trouve qu'il y a beaucoup plus marrant à faire !

DISSOUDRE UNE COQUILLE

« Le vinaigre dissout la coquille des œufs : mettez un œuf dans un verre, recouvrez de vinaigre, laissez agir une semaine environ en changeant le vinaigre chaque jour. »

J + 1 : déjà, une couche de dépôt calcaire couleur coquille flotte en surface. À peine rincé, l'œuf perd sa couleur pour devenir blanc. Il est déjà caoutchouteux sous le doigt et commence à ressembler plus à une « balle magique » qu'à un œuf... Une semaine, ça semble être 5 jours de trop à ce rythme ! J + 2 : l'œuf a grossi ! Il est encore plus blanc et opaque et... rebondit lorsqu'on le fait tomber, comme une balle en caoutchouc ! J + 3 : pas de changement notable depuis J + 2. À J + 4, il commence à devenir encore plus opaque, comme si le vinaigre cuisait l'œuf... J + 7 : l'œuf a encore un peu grossi. Il est très blanc et très élastique. Coupé en deux, on se rend compte qu'il a comme « cuit » : le blanc a blanchi, le jaune se tient seul, on dirait un œuf mollet qui sent très fort le vinaigre, même si l'œuf a été rincé avant d'être coupé. Cette expérience pose la question de la conservation des œufs au vinaigre et aromates par nos grands-mères : est-ce que ce procédé n'altérait pas la qualité des œufs ?

 ALERTE

La chimie du vinaigre
Le vinaigre est un acide : son pH est généralement compris entre 2 et 3. En plus de l'acide acétique (CH_3COOH) qu'il contient (3 à 14 %), il est constitué d'eau et de divers éléments chimiques selon sa méthode d'obtention. Parmi ceux-ci, nous pouvons tout de même citer l'acide citrique ou l'acide tartrique.

MESSAGE SUR UNE COQUILLE

HALTE À

L'ESCROQUERIE

« Le vinaigre permet d'écrire un message sur un œuf dur à l'intérieur de la coquille : il faut dissoudre autant de pierre d'alun en poudre que possible dans 1 cuillerée à café de vinaigre pur. Utilisez ce mélange avec un cure-dent pour écrire sur un œuf dur – les mots seront invisibles sur la coquille mais lisibles sur l'œuf dur. »

Là, le test est flou : faut-il écrire sur l'œuf avant de le cuire, ou après ? Il semble qu'il faille écrire sur l'œuf dur froid : quand il est chaud, le vinaigre s'évapore rapidement et laisse une traînée blanche (l'alun), bien visible sur la coquille. De même, si on « insiste » un peu trop, la coquille se décolore et marque très vite. Déception, à l'ouverture, rien n'est visible sur l'œuf ! On recommence, œuf très dur, très froid, concentration maximum en alun... Toujours rien. Avant la cuisson ? Rien non plus... Laisser agir toute une nuit ? Ça ne fonctionne pas plus... Il semble qu'on soit là devant un mythe : effectivement, le vinaigre est censé dissoudre la coquille et la poudre d'alun agir comme « révélateur », mais cela ne fonctionne pas. Peut-être sur un œuf à la coquille blanche ?

RAMOLLIR LES OS

« Le vinaigre ramollit les os : plongez un os dans un verre de vinaigre, laissez agir plusieurs semaines en changeant le vinaigre chaque jour – on peut même faire un nœud avec certains os ! »

 Dès le premier jour, le toucher de l'os est différent, comme plus lisse... Il est plus souple sous le doigt dès le second jour. Ensuite, c'est comme si la dégradation ne se remarquait plus. Le mieux est de le laisser dans un coin et de l'y oublier... Au bout de 10 jours, on voit comme un cerne, ou une peau plus claire et élastique autour de l'os, mais l'os a conservé sa forme... Un dépôt calcaire flotte en surface, par contre. Au bout d'un mois, en ayant régulièrement changé le vinaigre, l'os est plus élastique sous le doigt : mais c'est un os à moelle, épais et solide – un os de poulet, laissé dans le vinaigre le même laps de temps, devient mou et on peut le plier.

GONFLER UN BALLON

« Le vinaigre peut gonfler un ballon : versez une demi-tasse de bicarbonate de soude dans une bouteille, posez le ballon sur le goulot et retournez la bouteille de façon à ce que le bicarbonate passe dans le ballon. Enlevez le ballon plein, versez une tasse de vinaigre dans la bouteille et remettez le ballon de façon à ce que le bicarbonate tombe dans le vinaigre : le ballon se gonflera tout seul ! »

Quand on mélange le bicarbonate et le vinaigre, une réaction chimique se produit qui dégage du CO_2. Il faut une petite bouteille, sinon, le ballon risque de ne pas s'adapter dessus. Il faut aussi bien tenir le ballon qui risque de s'échapper pendant la manipulation !

FAIRE DANSER LES RAISINS SECS

« Le vinaigre fait danser les raisins secs : il vous suffit de dissoudre 1 cuillerée à soupe de bicarbonate de soude dans un grand verre d'eau, d'y plonger 5 ou 6 raisins secs puis d'ajouter doucement 1 cuillerée à café de vinaigre. »

Prenez un verre type « verre à whisky » parce que sinon, la réaction se fait sur le haut du verre – et attention, ça éclabousse un petit peu, mais pas plus qu'une aspirine ! Ce tour utilise le principe de la réaction base/acide qui dégage du CO_2, donc, crée de l'effervescence… qui fait danser les raisins ! Très marrant aussi : saupoudrez le fond d'un grand verre de bicarbonate de soude. Couvrez de quelques centimètres d'huile végétale puis ajoutez doucement du vinaigre pur coloré avec un colorant alimentaire… On dirait une lava-lamp, non ?

C'EST À VOIR, À VOIR QU'IL VOUS FAUT

Le vinaigre, comment c'est fait ?

Le vinaigre est issu de l'alcool, comme l'étymologie de son nom l'indique : « vin aigre. » Le vinaigre blanc, lui, est issu de la fermentation d'alcool de betterave le plus souvent. Cette fermentation va provoquer une oxydation de l'alcool qui donnera naissance à l'acide acétique, le principal actif du vinaigre. Un vinaigre de cuisine en comporte de 3 à 8 % alors que le vinaigre de ménage peut être constitué de 14 % d'acide acétique. Si le principe d'obtention du vinaigre est le même du point de vue artisanal ou industriel, le procédé d'obtention, lui, en revanche, diffère. Il existe plusieurs processus industriels – plus ou moins « naturels » – mais si vous voulez faire votre vinaigre vous-même, vous passerez par une « mère à vinaigre » : une masse gélatineuse, qui est un amas de bactéries acétiques (*Mycoderma aceti*) – ce sont elles qui vont dégrader l'alcool pour le transformer en acide. Cette mère se constitue naturellement, par l'oxydation, mais vous pouvez obtenir une acidification beaucoup plus rapide si vous ajoutez une mère à de l'alcool, ou tout du moins un peu de vinaigre au vin, cidre, ou à l'eau miellée.

FABRIQUER UNE PILE

« Le vinaigre peut devenir une pile : remplissez un bol d'eau aux trois quarts, ajoutez-y 1 cuillerée à soupe de sel et autant de vinaigre, mélangez soigneusement. Plongez un fil de cuivre et un trombone dedans : ils ne doivent pas se toucher ! Reliez les fils aux bornes d'un réveil ou d'une ampoule LCD : ça marche ! »

vrai ! mais... C'est le principe même de la pile Volta, du nom de son inventeur : le vinaigre réagit avec le zinc du trombone et le cuivre. Par contre, cela fonctionne mieux avec du vinaigre pur – même sans sel – ou avec une solution saline.

FABRIQUER DU PLASTIQUE

« Le vinaigre extrait la caséine du lait pour faire du plastique : faites bouillir un mélange de lait (1 tasse) et de vinaigre (2 cuillerées à soupe) sans cesser de remuer. Pressez la caséine obtenue dans un moule et laissez-la sécher. »

vrai ! Zut, pas de lait ! Tant pis, l'expérience sera menée avec du lait en poudre… Dès que le vinaigre est ajouté, vous voyez que quelque chose se passe : comme si le lait redevenait en poudre. Ça bout : oui, il y a clairement une séparation et une couche blanche flotte sur un liquide à peine trouble. Écumage et mise en moule : impossible de presser, les particules blanches passent à travers le tamis du chinois ! Tant pis, on presse en moule : en 48 heures, on obtient une matière un peu comme du plastique, très blanche, très intéressante. En séchant, la matière jaunit un peu et elle rétrécit, mais elle durcit bien : on pourrait en faire des boutons !

CHANGER LES COULEURS

« Le vinaigre change les couleurs : faites bouillir du chou rouge dans de l'eau et gardez le jus de cuisson. Essayez d'y verser du vinaigre, le jus deviendra bleu. Ajoutez du bicarbonate de soude, cela va virer au rose. »

Le vinaigre a un pH acide, il peut donc servir de révélateur de pH, tout comme le bicarbonate de soude qui a un pH alcalin. Le jus de chou rouge contient des anthocyanes, très sensibles au changement de pH – au point que les choux ne sont pas de la même couleur selon la nature de la terre sur laquelle ils poussent ! On trouve ces anthocyanes dans d'autres végétaux comme la myrtille ou la mauve, mais c'est avec le chou rouge que l'expérience est la plus facile à mettre en œuvre.

ÉCRIRE DES SECRETS

« Le vinaigre permet d'écrire des secrets : écrivez votre message avec du vinaigre pur sur du papier, il n'apparaîtra que s'il est exposé à la chaleur d'une flamme. »

Comme le citron ou le lait, le vinaigre permet d'écrire des messages secrets… Mais attention, ceux-ci ne sont pas lisibles *ad vitam*, au bout de quelques jours, ce n'est plus lisible !

RECETTE DE PLASTIQUE

« Le vinaigre est à la base d'une recette de plastique : 60 millilitres d'eau, 15 millilitres d'amidon, 5 millilitres de vinaigre et 5 millilitres de glycérine, mélangez et chauffez à feu doux. »

vrai ! mais... Cette recette est très facile. Il faut cependant bien veiller à chauffer doucement (le bain-marie est recommandé) et, surtout, à remuer sans arrêt : le mélange prend d'un coup. Il est ensuite impossible de le mouler ! Le temps de sèche est, par contre, très long : compter 3 jours pour une pièce moulée dans un moule à glaçons – notez aussi que la pièce va rétrécir de moitié. La couleur, translucide, est très intéressante, et la texture plutôt rigide. Laissée dans l'eau, la substance obtenue ne se décompose pas au bout de 2 jours, ce qui est étrange quand on connaît sa composition.

Pour une vaisselle qui étincelle

Ma grand-mère ne faisait jamais la vaisselle sans avoir une bouteille de vinaigre blanc à portée de la main : mythe ou sagesse populaire ?

CASSEROLES NOIRCIES

« Le vinaigre rénove le fond noirci des casseroles : faites tremper les ustensiles dans du vinaigre chaud et frottez avec une brosse douce. »

 Parfait pour l'inox, ce truc fonctionne moins bien sur l'émail fatigué… Mais parfois, un « prélavage » à la pierre d'argile n'est pas superflu.

PLAT BRÛLÉ

« Le vinaigre sauve les casseroles dans lesquelles un plat a brûlé : faites bouillir un mélange à parts égales d'eau et de vinaigre pendant 10 minutes. »

 Ma grand-mère utilisait du liquide vaisselle qu'elle faisait bouillir de la même façon. Eh bien le vinaigre fonctionne mieux ! Et en plus, il enlève l'odeur de brûlé qui flotte dans la cuisine.

 ALERTE

L'odeur de vinaigre chaud peut réellement donner mal à la tête : dans ce cas… Couvrez votre casserole avec un couvercle – cela a pour autre avantage de conserver la vapeur et de mieux imprégner les traces les plus hautes.

DÉGRAISSER LA VAISSELLE

« Le vinaigre dégraisse la vaisselle très sale dans le lave-vaisselle : ajoutez un verre de vinaigre directement dans le lave-vaisselle. »

Comme pour le liquide vaisselle, le vinaigre « booste » les qualités du produit spécifique pour la machine à laver ! Et en plus, il y a moins de traces sur les verres, alors, pourquoi s'en passer ?

DÉSODORISER LE LAVE-VAISSELLE

HALTE À L'ESCROQUERIE

« Le vinaigre s'avère très efficace pour désodoriser le lave-vaisselle : un verre versé dans la machine fraîchement vidée lui permettra d'attendre la prochaine vaisselle sans odeur. »

Vider et rincer le filtre est plus efficace. Il faut aussi essuyer le caoutchouc et aérer la machine le temps qu'elle soit bien sèche (l'eau croupie dégage en effet une odeur tenace).

TACHES DE THÉ ET DE CAFÉ

« Le vinaigre enlève les taches de thé et de café sur la vaisselle : frottez avec un mélange à parts égales de sel et de vinaigre. Rincez. »

 Ah, le charme des tasses anciennes... Allez, zou ! Plus aucune trace d'usure dans celles-ci grâce au vinaigre ! Elles sont comme neuves et d'autant plus charmantes ! Cette « pâte magique » fonctionne bien évidemment aussi avec des patines moins vieilles et toutes sortes de taches.

 ALERTE

Utilisez le mélange sel-vinaigre sur une brosse à dents, ça évite à la « pâte » de trop couler, mais attention aux projections, ça serait dommage quand même d'en mettre partout !

TRACES BLANCHES SUR LES VERRES

« Le vinaigre élimine les traces blanches sur les verres : laissez tremper la verrerie dans un mélange de vinaigre à 20 % dans de l'eau une nuit avant de rincer et sécher. »

 Le vinaigre enlève les traces de calcaire. Si elles sont légères, un coup d'éponge avec du vinaigre pur suffit. Sinon, il faut effectivement laisser tremper.

 ENTRETIEN DU MATÉRIEL

Ce qui est bien, c'est que le bain à l'eau vinaigrée va aussi désodoriser les vieux verres : ajoutez au mélange un filet de citron, l'odeur qu'il laissera sera bien plus agréable.

ARGENTERIE

HALTE À
L'ESCROQUERIE

> « Le vinaigre fait briller l'argenterie : laissez tremper l'argenterie dans un mélange de vinaigre à 20 % dans de l'eau un quart d'heure avant de rincer et sécher.»

L'argenterie plongée dans un bain vinaigré en ressort plus propre, mais comme voilée... Pas spécialement brillante, en fait ! Et comme le vinaigre est assez agressif, il risque d'enlever le placage si ce n'est pas de l'argent massif : mieux vaut lui préférer le bicarbonate.

NETTOYER
LE LAVE-VAISSELLE

HALTE À
L'ESCROQUERIE

> « Le vinaigre nettoie le lave-vaisselle : lancez un programme à vide avec 2 verres de vinaigre blanc. »

Le lave-vaisselle doit être entretenu au fur et à mesure des lavages : un traitement « de choc » n'est pas économique et peut se montrer agressif, notamment pour des caoutchoucs qui n'ont pas servi pendant un certain temps sans avoir été protégés. Alors, bien évidemment, si vous avez récupéré ce lave-vaisselle d'occasion, vous pouvez tenter le coup – après l'avoir complètement nettoyé à l'eau savonneuse – mais n'oubliez pas de vérifier le bon état des joints avant !

NETTOYER LES BOCAUX

« Le vinaigre nettoie et désodorise les bocaux recyclés : lavez-les avec du vinaigre pur puis placez-les au réfrigérateur toute une nuit. »

 Les propriétés déodorantes du vinaigre sont réelles, mais elles ont leurs limites : un pot ayant contenu des huiles essentielles, par exemple, sera beaucoup plus difficile à désodoriser qu'un pot de confiture ! Ce truc est par contre redoutable contre les odeurs de « renfermé » et de rance. N'oubliez pas les couvercles : ceux-ci peuvent nécessiter un petit bain dans l'eau vinaigrée et citronnée car ils sont souvent relativement poreux et retiennent d'autant les odeurs. Attention aux odeurs fortes comme celle de l'anis, elles sont persistantes et même le vinaigre n'en viendra pas à bout !

RÉNOVER LES CARAFES

« Le vinaigre rénove les carafes en verre devenue ternes : versez dans la carafe une poignée de riz cru et du vinaigre blanc jusqu'à mi-hauteur. Bouchez et secouez. »

 Ah, ces belles carafes et leur jolie ligne de calcaire, apparue suite à un oubli et irrécupérable à cause de la forme refermée de la carafe… C'est de l'histoire ancienne que tous ces regrets : le combo riz + vinaigre est réellement efficace en ce cas ; le riz agit un peu comme un peeling. Ça peut être un peu long, mais ça vaut franchement la peine d'essayer !

NETTOYER
LES PLATS À GRATIN

« Le vinaigre dissout le gras des plats à gratin : laissez tremper le plat avec un verre de vinaigre chaud toute la nuit avant de le mettre en machine. »

 Le vinaigre décompose certaines protéines du gras, alors, oui, en prélavage, il est très efficace. Parfois, même un simple coup d'éponge avec un peu de produit vaisselle suffit pour finir le boulot sans avoir à passer par la case « machine ». Si le plat est très encrassé, faites-y bouillir de l'eau avec du vinaigre et du produit vaisselle, comme pour les casseroles.

RENFORCER
LE LIQUIDE VAISSELLE

« Le vinaigre renforce le pouvoir dégraissant du liquide vaisselle : ajouter 5 à 10 centilitres de vinaigre blanc dans le flacon. Agitez le tout. »

 Le vinaigre décompose le gras et élimine le calcaire. C'est donc l'allié du liquide vaisselle dont il n'altère ni le parfum, ni l'aspect. Et, effectivement, celui-ci semble plus efficace.

INDEX

A

B

C

D

E

F

G

H

I

J

K

L

N

O

P

R

S

T

U

V

Chez le même éditeur

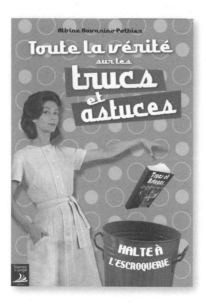

L'auteur dénonce toutes les inepties copiées/collées d'un ouvrage à l'autre : halte à l'escroquerie !
Couverture souple, 14,5 x 21 cm, 304 pages, 12,95 €

ISBN-13 : 978-2-36483-050-9
© Éditions Tournez la page, juin 2013
Achevé d'imprimer en France en mai 2013
Dépôt légal : juin 2013

Création graphique : Sébastien Gauvin http://sebastiengauvin.ultra-book.com/

Imprimerie « La Source d'Or » - 63039 CLERMONT-FERRAND - Imprimeur n° 16364

*Dans le cadre de sa politique de développement durable, La Source d'Or a été référencée IMPRIM'VERT® par son organisme consulaire de tutelle.
Cet ouvrage est imprimé - pour l'intérieur - sur papier bouffant, « Pamosky » 80 g (main de 2), provenant de la gestion durable des forêts, des papeteries Arctic Paper, et répondant aux certifications forestières « ECF » (Elementary Chlorine Free).*